TH東洋総合治療センター代表
外山 仁

なぜ、眠れないんだ！

アタマの「こもり熱」が自律神経を狂わせる

なぜ、眠れないんだ！

アタマの「こもり熱」が自律神経を狂わせる

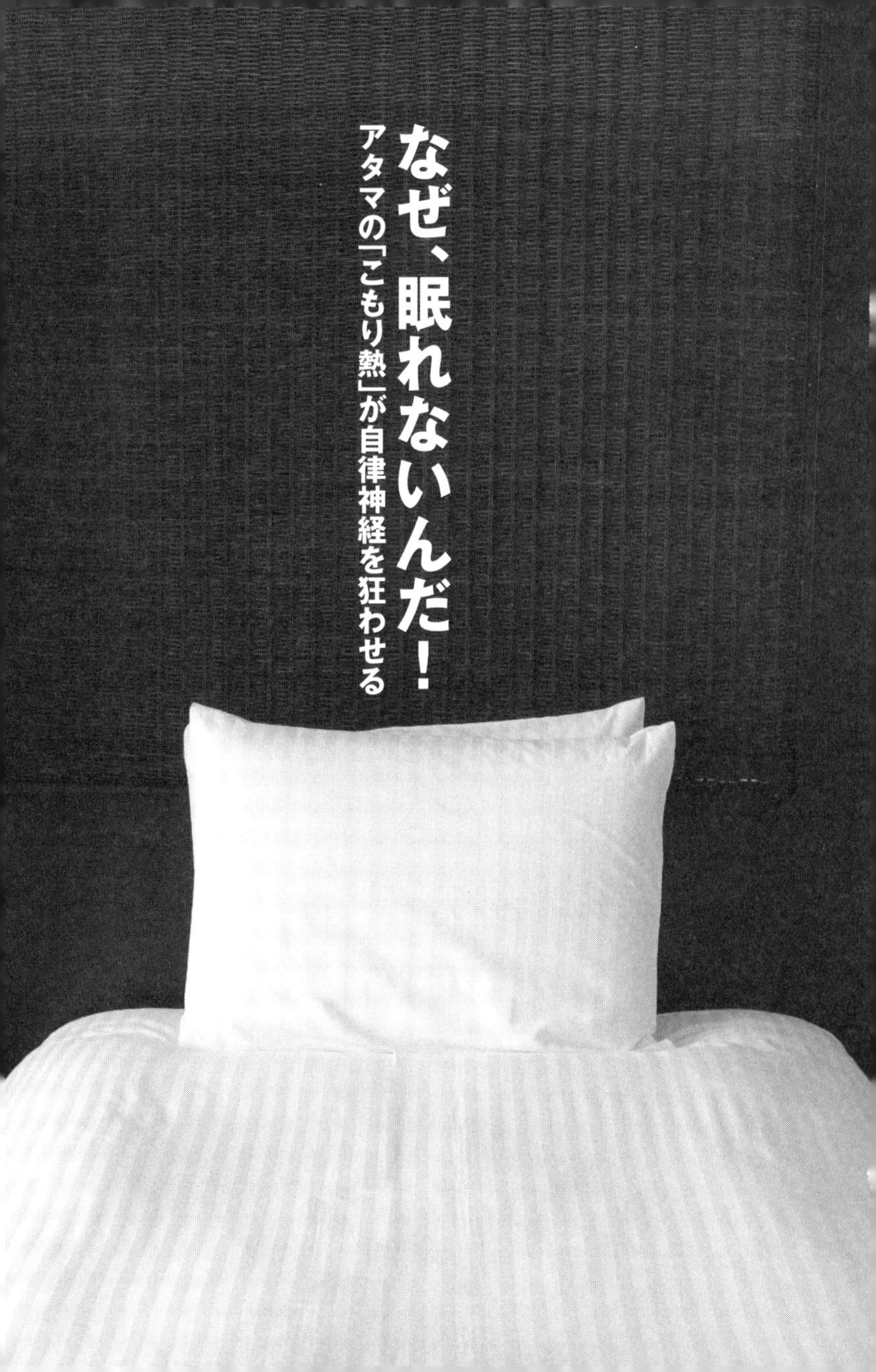

はじめに――不眠には必ず原因がある

「先生！ 前より眠れるようになりました！」
「おデコを冷やして寝たら、グッスリ眠れました！」
「睡眠が取れたら、からだの調子もすごくよくなりました！」

こういった患者さんの声を、私の治療院では多く聞くことができます。最近、不眠でお悩みの方が多く来院します。多くの方が、不眠だけでなく他に幾つもの不調を訴えることがほとんどです。その方達のからだを拝見すると、必ず不眠になる原因があります。

私は、不眠には必ず原因があると思っています。またその原因を改善していけば、いくらでも快方することができるということを、皆様に知っていただきたく本書を執筆いたしました。

私のベースには、東洋医学とカイロプラクティックがあり、両者とも、からだ全体をみて症状を判断します。とくに最近多いのが、肉体疲労よりも頭脳疲労。からだよりも頭脳疲労がたまり、不調を訴える方が多いのです。そして頭脳疲労を起こすことで、頭は常にオーバーヒート状態になっています。

【頭に熱を帯びるとからだは動かない】

オーバーヒートした頭（脳）ではからだが正しく動きません。脳は例えるならコントロールタワー、いわば司令塔の役割をしています。その司令塔がオーバーヒートしたら……、当然、からだに指令がうまく行き届かなくなります。

不眠の多くは脳のオーバーヒートが原因になっています。

本書では、このオーバーヒート状態がなぜ起こるのか、またオーバーヒートを取る為の方法、その他、原因となる状態を改善し、快適な睡眠が取れるようになる為のメソッドを盛り込みました。

本書をご覧になった方、一人でも多くの方が快眠となり、健康になっていただくように願っています。

第四章　「不眠」を改善する簡単ワーク　91

第一章
不眠の原因は今と昔でこんなに違う！

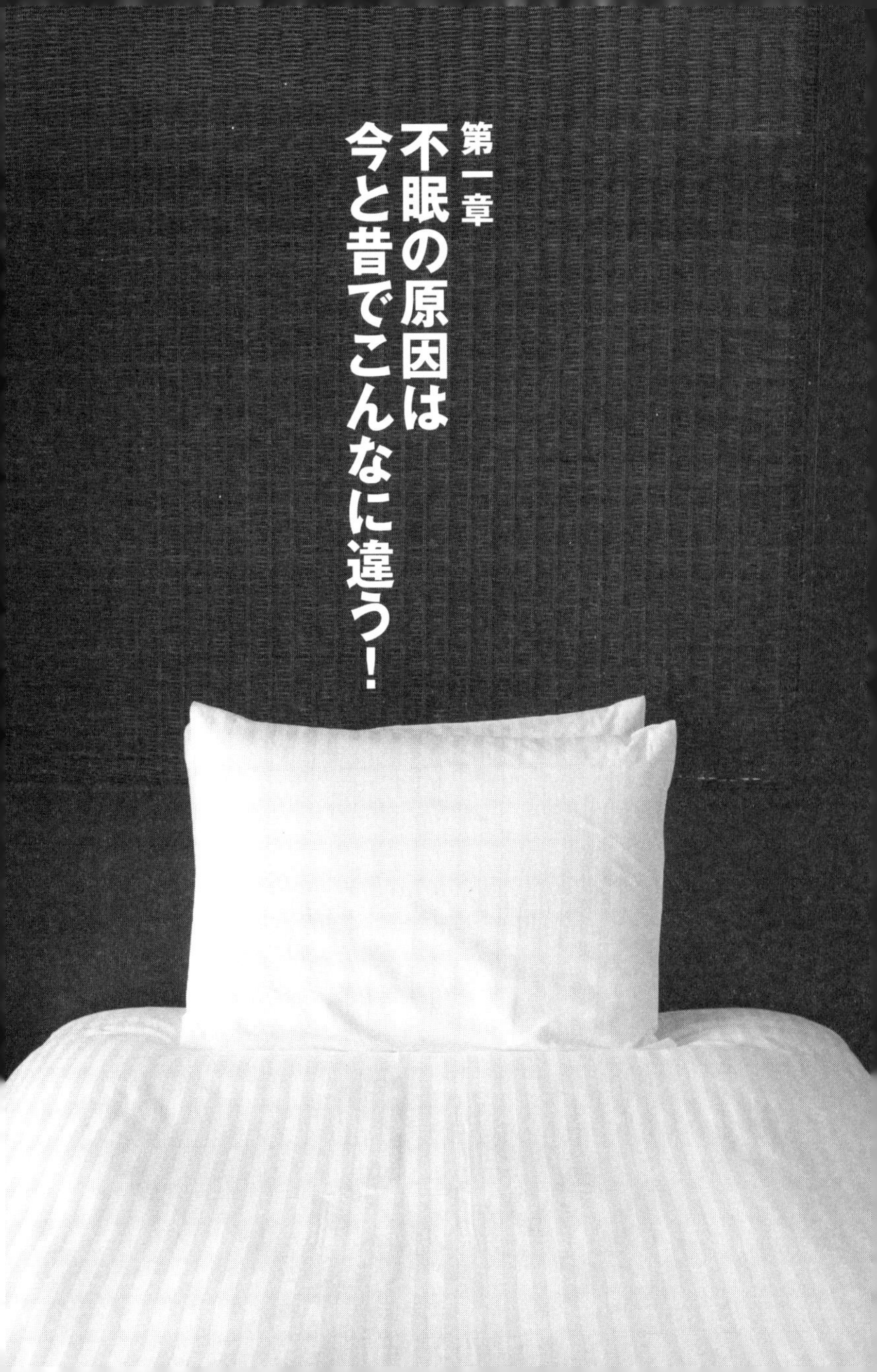

不眠の原因は生活習慣と慢性疲労

【想像以上に疲労している現代人】

夜になったら眠り、朝になったら起きる。
この眠りのサイクルは、誰かから教わったものではなく、人間が自然と身につけているからだのはたらきです。

しかし近年、睡眠がうまくとれず、悩んでいる人が多くなっています。ここ10年くらいの間で、筆者の治療院に不眠で訪れる患者さんも増えました。

不眠を自覚している人以外にも、**「以前より疲れやすくなった」「寝ても疲れがとれない」**など、強い疲労感とともに日常生活を送っている人は大勢います。

多くの場合、会社に行ったり、家事をしたりといった日常生活はなんとか送ることができています。そのため軽視されがちですが、現代人は、自分が思っている以上に疲労がたまっていると言えるでしょう。

「今日も疲れたなぁ」と毎日ぐったりしてしまっているあなた。さて、疲れているのは「からだ」でしょうか。それとも「頭」でしょうか。

疲労には「からだの疲労」と「頭（とくに脳）の疲労」の2種類があります。からだの疲労は、睡眠をとるなどしてゆっくり休んだり、ストレッチやマッサージなどで適度に筋肉を動かしたりすることで回復させることができます。

しかし頭の疲労は、デスクワークをはじめとする毎日の仕事、人間関係の悩み、ライフスタイルなど、生活と密接にかかわっているため、単純に一日休めば回復させられるものではありません。仕事が休みの日でも、パソコンやスマートフォンを長時間使ったり、一日中ゲームに没頭したりと頭を酷使し続けている人も多く、頭の疲労についてはあまり意識されていないのも事実です。

現代人は、昔の人に比べ、からだより頭の疲労のほうが強い傾向があります。生活習慣の変化がその要因として考えられますが、現代人の脳に何が起こっているのか、人間の進化を振り返ってみましょう。

【直立二足歩行への進化】

人間は、類人猿との共通祖先から分化し、独自の進化を遂げてきました。ほかの類人猿との大きな違いは、直立二足歩行を始めたことでしょう。ゴリラやチンパンジーなど、前傾姿勢で短い時間二足歩行する動物はほかにもいますが、人間のようにまっすぐ地面に立ち、スタスタと歩く動物はいません。

直立二足歩行を始めたことで、人間は両手を使えるようになりました。それが、脳の発達に大きな影響を与えたのです。とくに、親指と人差し指は、脳との結びつきが強い指です。

指先には、脳につながるたくさんの末梢神経が存在しています。そのため指先を動かすことで刺激が伝わり、脳を活性化することができるのです。脳の老化を防ぐために、高齢者が指先を使った体操をしたり、脳の発達を促すために、赤ちゃんに指を使ったおもちゃを与えたりと、指先と脳のつながりは広く知られています。

人間は、指を器用に使うことで道具を作ったり、料理を作ったりできるようになり、脳（大脳）が飛躍的に発達しました。直立二足歩行の姿勢は、大きく発達した大脳を支えるのにも適した体勢なのです。

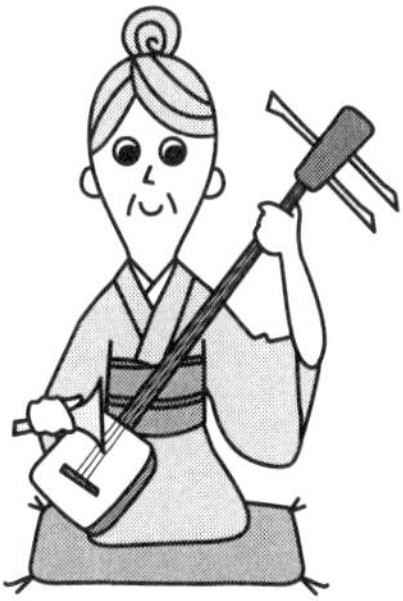

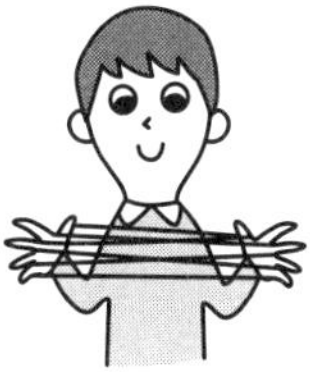

およそ３００万年前の猿人の頃には、すでに直立二足歩行が可能になっていました。そして、20万年前頃に現れた新人類は、解剖学的に見ても、現代人とほとんど同じ大脳を持っていたと考えられています。

クロマニョン人に代表される新人類は、我々と同じホモ・サピエンスに分類され、道具を作り、フランスのラスコーやスペインのアルタミラに世界最古の洞窟壁画を残したことでも知られています。

およそ６００万年前に猿と分化してから、長い時間をかけ、人間は大きな進化を遂げてきました。しかし一方で、新人類と現代人は、大脳もからだの機能もほとんど変わっていないという見方もできます。

そんな中で、人間の暮らしは大きく変わってきました。電気の発明や交通網の発達など、例を挙げればきりがありませんが、狩猟採集生活を送り、日が昇れば起き、日が落ちれば眠る新人類の頃の生活からは想像もつかない変化です。
そして、その変化のスピードはどんどん加速していると言えるでしょう。

人間の生活は、便利さが追求されるにつれてからだよりも頭を使うものになってきました。そのため、からだの疲労よりも頭の疲労のほうが強くなっているのです。

本来、この2つの疲労は、バランスがとれていることが理想です。からだをほどよく動かすことで血行がよくなり、脳の緊張状態もゆるみます。また、からだが疲れることで眠りの質もよくなり、脳をリラックスさせることができるのです。のちほど詳しく述べますが、スマートフォンやパソコンを長時間使うことにより、現代人は頭を酷使しています。そのため、頭の疲労がどんどん蓄積してしまうのです。

【多くの人が慢性疲労に陥っている】

頭の疲労を放置していると、脳の情報処理速度が落ち、集中力がなくなってきます。記憶力や意欲も低下し、仕事の効率も悪くなります。

それだけではありません。頭がつねに疲れていると、内臓のはたらきや体温、代謝などをコントロールする自律神経のバランスが乱れてしまう可能性があります。自律神経については三章でも詳しく解説しますが、自律神経の乱れはホルモンバランスの乱れや免疫力の低下を招き、からだのだるさや頭痛、筋力の低下、冷え性、ほてり、めまい、動悸、イライラ、肩こりなど、さまざまな症状が現れるようになります。

その状態が続くことを「慢性疲労」といい、不眠もその症状の1つです。

不眠の原因は1つではありませんが、この慢性疲労が原因になっているケースは多いと考えられます。

疲れているのにうまく眠れない、眠れないから疲れがとれないという悪循環に陥っている人は少なくありません。

【疲れているのに眠れない現代人】

なぜ、疲れを感じているのに眠れないのでしょうか。

それは、エネルギーが不足しているからです。意外に思われるかもしれませんが、人が眠るにはエネルギーが必要です。

エネルギーとは、からだの機能を動かす原動力のこと。大脳で考えることとは別に、無意識にはたらき、人間の行動をサポートしています。

車はガソリンが満タンでもエンジンがかからなければ動きませんが、からだも同じです。いくら食べ物を食べても、エネルギーの燃焼が起こらなければからだを動かすことができないのです。それは手や足を動かすといった、意識した動作だけではなく、意識しなくてもはたらいている内臓やからだの反応などにも言えることです。

エネルギーは目に見えないため意識されることはあまりありませんが、**現代人は知らず知らずのうちにエネルギー不足に陥っている**と言えます。

眠りは、単にからだの動きを止め、意識を手放すことではありません。眠るためには、からだのさまざまな生理的機能がはたらいています。そのために、エネルギーが必要なのです。

現代人は、頭を酷使することで頭にエネルギーが集中してしまい、眠るためのエネルギーが不足してしまっているケースがあります。

エネルギー不足を補うには、休息をとることが大切です。また、自律神経を整えることも有効なので、五章を参考にしてみてください。

人間の生活は、頭を使い続ける思考偏重に変わってきています。からだを使う機会が減り、頭だけが疲れることで、脳が情報過多に陥り、オーバーヒートしてしまうのです。

思考偏重が進んだ結果、日が昇れば起き、日が落ちれば眠るという自然のサイクルによってつくられたからだのリズムに狂いが生じるようになりました。

人間が精神的にも肉体的にも健康でいるためには、猿と分化した頃の祖先からずっと続いている本能的な部分、からだの自然のはたらきを意識することが必要不可欠なのです。

あなたの使っている身近なものは大丈夫？

【現代はスピードの時代】

生活の変化のスピードがどんどん加速していると先ほど述べましたが、具体的にはどのようなものが頭の疲労を招いているのでしょうか。

まず挙げられるのがスマートフォンです。iPhoneが誕生したのが２００７年。そこから各社のスマートフォンもふくめて爆発的に普及し、現在世界で保有されている台数は、２０１６年時点のＯＳインストールベースの台数で３９・６億台。２０１９年の予測は５７・９億台となっています（２０１７年・総務省「情報通信白書」より）。

地域によって違いがあるほか、複数台持っている人もいるので一概には言えませんが、世界の人口約77億人に対し、3分の2以上。その広がりのすさまじさがわかります。

生活に欠かせないものとなっているスマートフォン。携帯電話とは比べものにならない量の情報が画面に表示されます。SNSには24時間誰かが書き込み、メールより速いチャットで会話のようにリアルタイムでやりとりし、移動中はニュースをチェックしたり、ゲームをしたり。

寝る前にも、ふとんの中にまでスマートフォンを持ち込み、電気を消したあとも画面を見つめているなど、依存症のようになっている人もいます。

スマートフォン1つで買い物もでき、すぐに届くので、自分の足で買いに行く機会も減りました。食事のデリバリーサービスも普及し、食べたいものもすぐに手に入るようになりました。

スマートフォンだけでなく、パソコンやゲーム機などのデジタル機器も頭を使い続けるツールです。

いすに座った状態でなんでもできるようになり、**からだより頭を酷使する生活を送っている人が増えている**と言えるでしょう。

それは、大人の生活だけでなく、子どもの生活にも変化をもたらしています。スマートフォンやパソコンを幼い頃から使いこなす必要があったり、習い事もスポーツではなくプログラミングなど頭を使うものを選ぶケースが増えていたりします。騒音の問題からボール遊び禁止、大声禁止の公園も増え、放課後に集まってゲームをしている子どもたちをよく見かけます。

子どもの頃からからだを動かす機会が減り、頭をつねに使う習慣が身についてしまっているのです。

【スマートフォン・パソコンによる影響】

では、このようなデジタル機器の何が人間のからだやこころに影響を与えているのでしょうか。そこには、大きく分けて**3つの問題**があります。

1つめは、息を詰めることです。

スマートフォンやパソコンの画面を見つめているとき、多くの人は無意識に息を詰めてしまっています。何かに夢中になると、呼吸をするのを忘れてしまう（呼吸が下手になる）のと同じですが、その頻度と時間が問題です。

息を詰めるとき、人は舌を緊張させています。画面に集中するあまり、舌の動きを止めてしまうのです。平常時、舌の奥にあり舌を支えている舌骨という骨は、呼吸に合わせて上下しているのですが、舌の緊張によってこわばり、無意識に気道が狭くなってしまいます。また、舌を上あごに押し付けたり、下の歯に

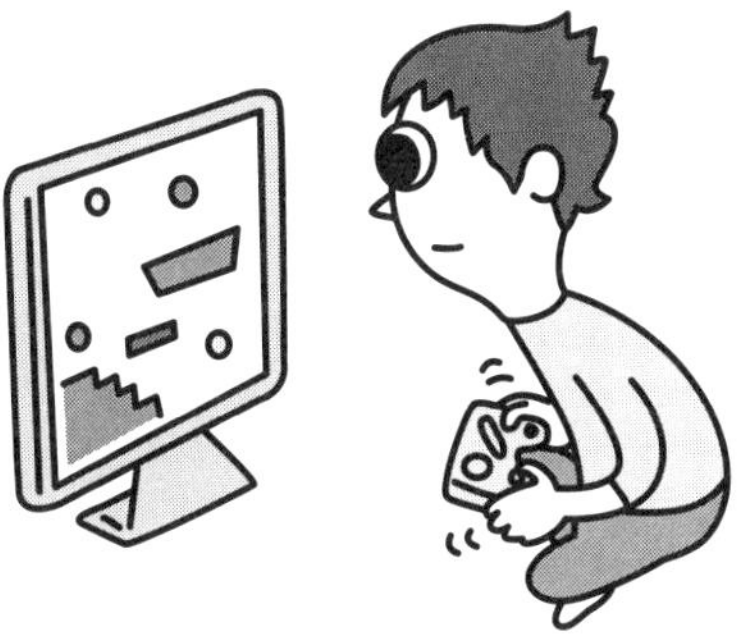

押し付けたりといったクセがある人もいます。そうすると、呼吸はしているけれど、十分にはしていないという状態になります。

こうして息を詰めることが、呼吸不全につながり、からだやこころに悪影響を与えているのです。呼吸不全による影響は二章でも詳しく解説しますので参考にしてください。

2つめは、かたよった眼球運動です。

何かを見て反射的に動くことができるように、人間の眼球運動と筋肉の動きは密接に連動しています。目は、物を見るだけでなく、行動を起こすスイッチの役割も果たしているのです。

スマートフォンやパソコンの画面に映し出された文字や画像は、一定の方向に動いています。とくにスマートフォンの小さな画面では、頻繁にスクロールする必要があり、めまぐるしく画面が切り替わっていきます。

「スマートフォンの見過ぎで目が疲れた」とよく言いますが、至近距離から一定方向の動きをする画面を見続けることは、眼の周りにある眼の筋肉を疲労させるだけでなく、からだ全体の筋肉を疲労させてしまうことになるのです。

かたよった眼球の動きは、からだの力を放出させてしまいます。その結果、ただ座って画面を見つめているだけでも、からだのさまざまな場所に負担がかかっているのです。

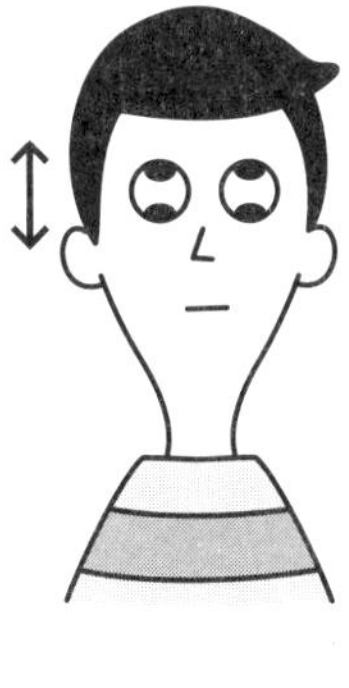

3つめは、言葉を発する機会が減っていることです。

スマートフォンやパソコンでのコミュニケーションが増えるにつれ、言葉を発することが減ってしまっていることが挙げられます。同じ空間にいてもそれぞれがスマートフォンを見ていたり、オフィスでもすぐ近くにいるのにチャットで会話していたり。

１つめに挙げた呼吸不全にも言えることですが、言葉を発することが減って呼吸不全に陥ると、気持ちも内向的になってしまいます。

また、言葉を発することは頭のほうにかたよったエネルギーを解放する手段です。

言葉を発する機会が減ることで、舌が緊張したままになり、頭がオーバーヒートした状態から熱を放出することができなくなります。そのため、頭をさらに疲労させてしまうのです。

このように、スマートフォンやパソコンは人間のからだに大きな負担をかけています。不眠、頭痛、めまい、ふらつき、イライラ、からだのだるさ、肩こりなどの慢性疲労の症状は、デジタル機器に端を発していることが多いのです。

言葉が減っている社会

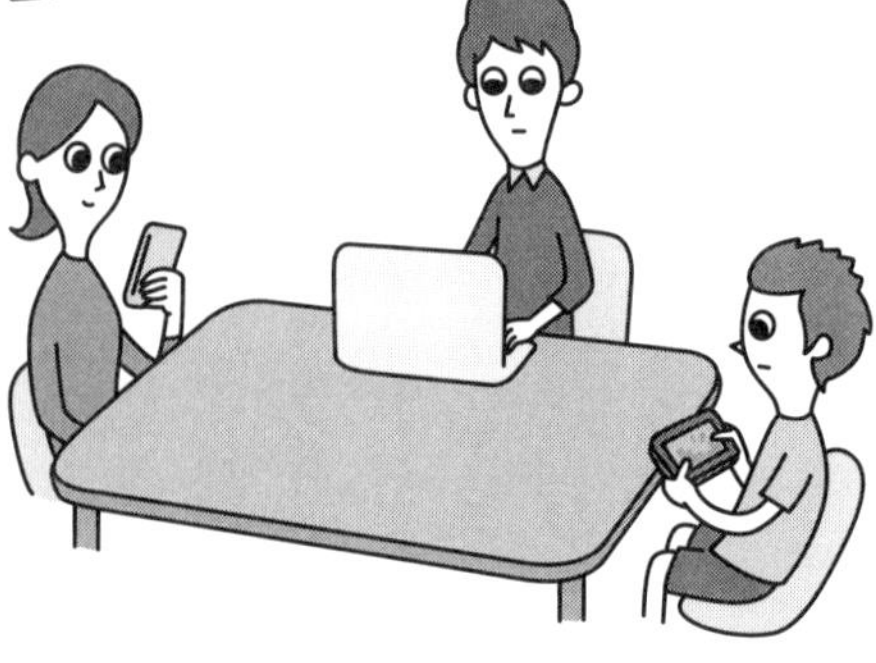

あなたの慢性疲労度をチェック

【意外な症状が慢性疲労の兆候かも】

慢性疲労は、「疲れた」「だるい」といった感覚で自覚している人もいれば、まったく自覚のない人もいます。自覚のないまま、疲労だけがどんどんたまっているケースは少なくありません。

次に挙げる項目は、頭の疲労がたまって慢性疲労の状態になっている人によく見られる症状です。思い当たる項目はあるでしょうか。

- □ **抜け毛が多い**
- □ **光がまぶしい**

□ **昼間に眠くなることが多い**
□ **夜中に何度も目が覚めてしまう**
□ **よくふらついたり、転びそうになったりする**
□ **運動をすると、筋肉が痛くなりやすい**
□ **鼻の中が乾燥している**
□ **よく頭痛が起こる**
□ **起立性貧血や立ちくらみを起こしやすい**

慢性疲労によりなぜこのような症状が出るのか、それぞれ簡単に理由をご説明します。

「抜け毛が多い」は、頭を酷使することで頭が熱くなり、頭皮がゆるんでしまうことで起こります。頭の熱については二章以降で詳しく解説しています。

「光がまぶしい」は、同じく頭に熱がこもり、篩骨《しこつ》という眉間にある骨のあたりが熱くなるためです。ドライアイのような状態になり、光に過敏になってしまいます。

「昼間に眠くなることが多い」と**「夜中に何度も目が覚めてしまう」**は、慢性疲労により自律神経が乱れ、副交感神経がはたらかなくなることで起こります。自律神経については三章でも解説しますが、副交感神経がはたらかなくなって交感神経が優位になり、心拍数が増えたり、血管が収縮したりといった緊張状態に陥って眠りの質が悪くなるのです。

「よくふらついたり、転びそうになったりする」は、睡眠の質が下がって寝ている間も緊張状態になることで、足の筋肉にも影響が出ることで起こります。

「運動をすると、筋肉が痛くなりやすい」は、上半身は熱く、下半身は冷えるという冷えのぼせのようになり、下半身の筋肉がこわばって運動による負担が大きくなってしまうためです。

「鼻の中が乾燥している」は、眉間にある篩骨のあたりが熱くなることで、その近くにある鼻の粘膜が乾いてしまうものです。

「よく頭痛が起こる」は、頭を酷使することで血流が頭のほうにかたよってしまうため、心臓の拍動に合わせてズキンズキンと痛む片頭痛（血管性頭痛）が起こります。

「起立性貧血や立ちくらみを起こしやすい」は、血流のバランスが崩れることで、立ち上がったときや長時間立っているときなどにめまいを起こしやすくなります。

慢性疲労といっても、からだのだるさ、気力の低下など、いわゆる疲労の症状だけとは限りません。このように、さまざまな身体症状として現れてくるのです。

【寝るときのクセでわかる頭の疲労】

寝るとき、無意識に出ているクセには、じつは、頭の疲労が影響を与えています。よく見られるこんなクセに心当たりはないでしょうか。

◎歯ぎしりをする

眠るときは、全身の力を抜いてリラックスするのが理想ですが、歯ぎしりをする人は、あごに力を入れて眠っています。口腔内圧が高いため、それを低下させるために歯ぎしりをすると考えられますが、歯ぎしりのときに歯にかかる力は相当強く、からだにも悪影響を与えます。

寝ているときに歯ぎしりをする人には、次のような症状もよく見られます。

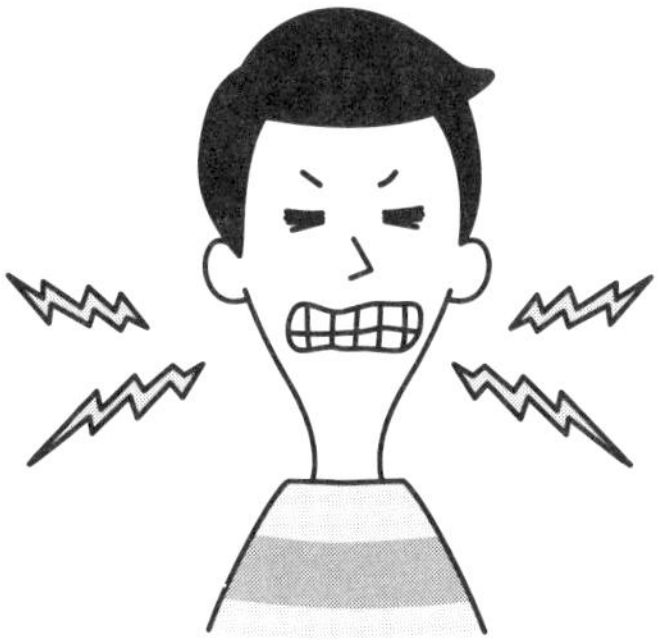

・頭痛を起こす（片頭痛・緊張性頭痛）
・朝起きたとき、首や肩、腰が張ったり痛くなったりする
・睡眠時間は十分なのに疲れがとれない
・朝起きたとき、声が出にくく感じる
・逆流性食道炎を起こしやすい

◎バンザイをして眠る

両腕を上げたバンザイの体勢で眠る人は、起きているときにエネルギーを頭のほうに引き上げるクセが強い傾向があります。上がったエネルギーが頭や首にたまってつかえているため、バンザイをしたほうが楽なのです。しかし、バンザイ寝は筋肉が緊張した状態となり、睡眠の質を下げてしまいます。

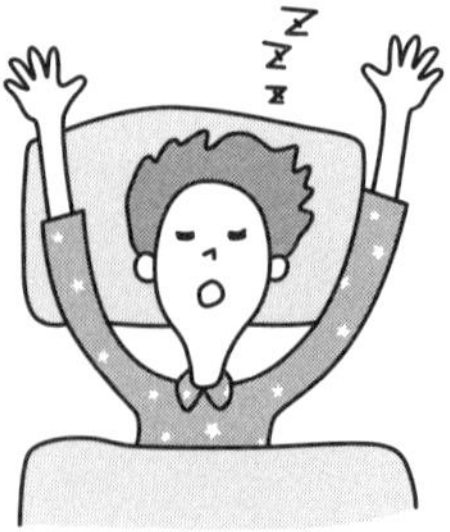

バンザイ寝をする人には、次のような症状もよく見られます。

- **呼吸器系が弱く、風邪を引くと長引く**
- **首、肩のこりを感じる**
- **姿勢が悪い**
- **眼精疲労を起こしやすい**

◎両手の親指をにぎりしめて眠る

親指をにぎりしめて眠る人は、無意識に緊張状態にあると言えるでしょう。人間は指を動かすことで脳を発達させてきました。指に力が入っているのは、頭にエネルギーが集中し、ストレスがたまっているからだと考えられます。

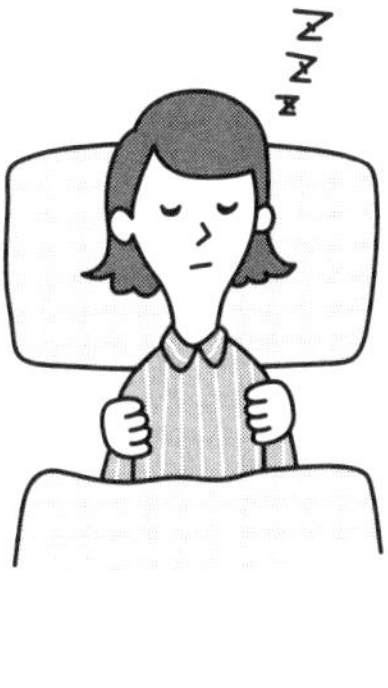

親指をにぎりしめて眠る人には、次のような症状もよく見られます。

・睡眠中に胸が苦しくなり、目が覚めてしまう
・うなされたり、寝言を言ったりすることがよくある
・不整脈や動悸、息切れを起こしやすい
・原因不明の嘔吐感を起こすことがある
・寝返りを打ったり、首を回したりするとめまいを起こす

意識していない睡眠中だからこそ、日頃のからだのクセや不調は正直に現れます。疲労を自覚していない人も、家族に見てもらったり、動画を撮ったりして自分の寝ているときのクセをチェックし、参考にしてみてください。

【不眠とは何か】

眠るということは「ゆるむ」ということです。人は、睡眠をとることで疲れをリセットし、明日への英気を養います。上手にゆるむことができれば、質のよい睡眠、ゆるむことができなければ、質の悪い睡眠と言えます。睡眠は、生きるために必要不可欠なものです。そのため、眠れない状況に陥ると、人は大きな不安を感じます。

たった1日や2日眠れないだけでも、「明日の仕事に差し支えてしまうかもしれない」「眠れないと病気になるかもしれない」など、モヤモヤとした不安が頭の中を支配してしまうでしょう。

するとどうなるかというと、**余計に眠れなくなるという負のループ**が起こります。たった数日でも、集中力がなくなったり、イライラしやすかったり、疲れやすかったり、さまざまな症状が出てくることを考えると、慢性的な不眠が生活や仕事に与える影響は大きいことがわかります。

そんな日々が続けば、「眠れない、眠れない、眠れない……」と毎晩焦るような状況が固定化してしまいます。

筆者の治療院にも、不眠で悩む人が多く訪れます。その中には、すでに病院の不眠症外来を受診しているという人も少なくありません。病院では、「ストレスをかけないようにし、なるべくゆったりと過ごしてください」とアドバイスされ、睡眠導入剤を処方されるのが一般的です。もちろん、言われた通り生活できる人はそのまま改善していくこともありますが、現代社会で生活している以上、ストレスのかかることを避けるのは困難です。

また、睡眠導入剤を飲み続けることの副作用も無視できないでしょう。睡眠導入剤を飲み続けていると段々と効かなくなり、飲む量が増え、精神的に追い込まれてしまうこともあります。また、アルコールと一緒に睡眠導入剤を摂取すると、思わぬ事故につながる場合もあるので注意が必要です。

一口に不眠といっても、さまざまな症状があります。不眠の種類は大きく分けて4つです。それぞれどのような特徴があるのか確認していきましょう。

❶入眠困難

ふとんに入ってもなかなか寝付けない状態。寝付くまでに2時間以上かかってしまう人もいます。

❷中途覚醒

一度眠りについたものの、朝までに何度も目が覚めてしまう状態。その後なかなか再入眠できません。

❸早朝覚醒

起きようと思っていた時間より早く目が覚めてしまう状態。高齢者に多い症状です。

❹熟眠障害

睡眠時間は十分とっているにもかかわらず、眠った感じが得られない状態。朝起きても疲れがとれて

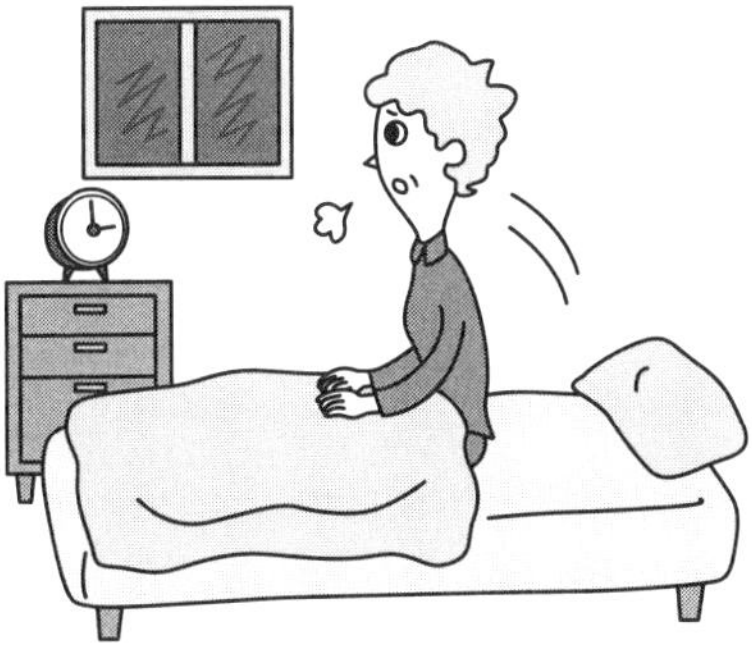

いません。

このような不眠の症状が毎日のように起こる人もいれば、次の日に大事な仕事があったり、朝から出かけなければならなかったりするときに限って起こる人もいます。

翌朝のことを考えて「眠らなきゃ」と焦り、不安が増していくと、頭がどんどん緊張状態になります。この「緊張」が不眠を引き起こしているのです。

第二章
不眠になると、からだとこころはどうなる？

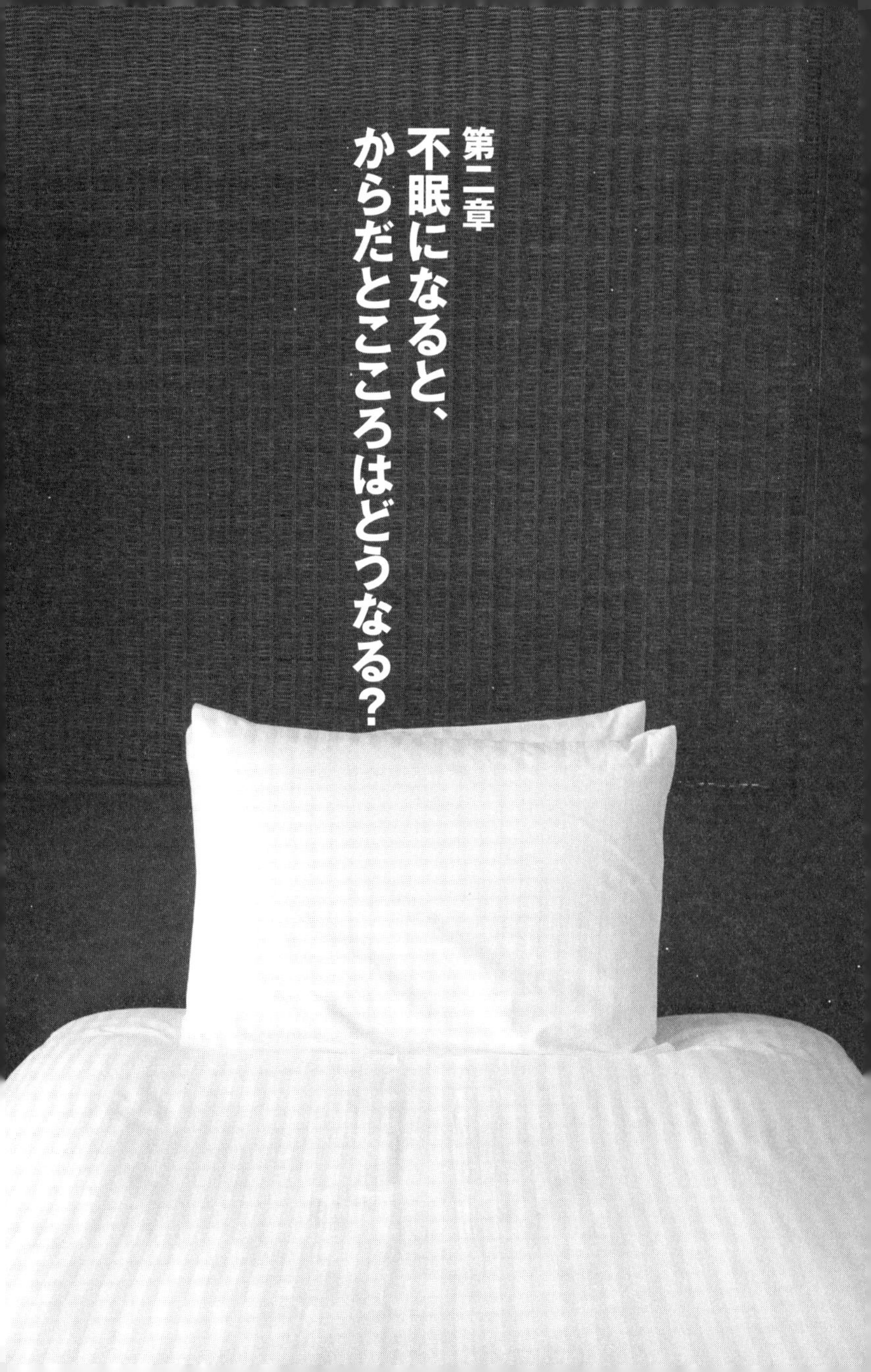

頭を使うと頭の熱が上がる

【脳はからだとこころの司令塔】

第一章では、現代人の頭（脳）が、からだよりも疲労していることを述べました。第二章では、頭が疲労するとはどういう状態なのか、また、生活習慣や慢性疲労によって起こる不眠が、からだとこころにどのような影響を与えるかを解説していきたいと思います。

見る、聴く、触れる、嗅ぐ、味わうといった「五感」にかかわる感覚器は、からだを維持するための情報を集める器官です。

たとえば、「まっすぐに立つ」という動作を行うには、足の裏の触覚と、目で見る視覚情報が必要です。集められた情報は脳が受け取り、まっすぐに立つための指令を筋肉や骨格に伝えます。

五感というと、「景色を見る」「花のにおいを嗅ぐ」といった意識的な動作をイメージする人も多いかもしれませんが、それだけではありません。先ほどの「立つ」という動作の中にも、からだのバランスをとるために視覚や触覚が無意識にはたらいています。

そのほかにも、感覚器である皮膚が暑さを感じたら、血管を広げてからだの熱を逃がしたり、汗をかかせてその気化熱によりからだの表面から熱を放出したりというように、意識せずにはたらくからだの調整機能にも五感、そして脳が関係しています。

脳が感覚器からの情報を正しく受け取り、的確な指令を出すことで、からだは正常に機能します。また、からだの機能のほか、思考や感情についても感覚器と脳のやりとりは大きな影響を与えています。つまり、**脳はからだとこころをコン**

トロールする司令塔であると言えるでしょう。

【脳とからだをつなぐ2つの道】

脳と感覚器の間には、2つの道があります。**感覚器からの情報を脳に届ける「入る道」と、脳からの指令をからだのさまざまな部位に届ける「出る道」**です。**入る道を「求心性経路」**、**出る道を「遠心性経路」**と呼んでいます。

この2つの道のエネルギー配分は、等分であることが理想です。しかし、求心性経路から入ってくる情報が多すぎて、バランスが崩れてしまったらどうなるでしょう。情報を受け取る脳の処理が追いつかず、容量を超え、疲労してしまいます。

現代社会は、入ってくる情報が急激に増えた思考偏重の社会であることは一章でも述べましたが、求心性経路の容量は昔と変わっていません。その結果、脳はうまく情報を処理できず、正常な指令を出すことができなくなります。それが、不眠をはじめとするさまざまな不調を招いているのです。

【オーバーヒートすると起こる頭部内熱とは】

このように、情報処理が追いつかなくなって脳がオーバーヒート状態になると、頭の中は熱を帯びるようになります。パソコンが大量のデータを処理し続けると、冷却が追いつかなくなり熱を持ちはじめるのと似たような状況と考えてよいでしょう。

頭が熱くなるといっても、発熱したときのように、ひたいを触って熱く感じるというわけではありません。人間のからだには、２種類の体温があります。

1つめは、体表面の熱である「皮膚温」です。

これが一般的に言う体温で、わきの下などに体温計をはさんで測るものです。細菌やウイルスなどの病原体に感染すると、からだの免疫機能がはたらき、病原体を退治しようとします。このとき、発熱することで、病原体の増殖を抑制したり、病原体と戦う白血球の機能を高めたりします。

一時的に体温が上がっても、からだの持つ体温調節機能（恒常性）によって、しだいに平熱に戻ります。この恒常性により、体温が上がりすぎることのないよう調整されているのです。

2つめは、頭やからだの中心の熱「深部温」です。

個人差はありますが、深部温は皮膚温よりだいたい0・5～1度高いと言われています。からだが本来持っている体温調節機能がうまくはたらかなくなると、深部温が上がります。これを「**鬱熱**《うつねつ》」と呼んでいます。

運動や水分不足、高温などで汗をかけない状態になったり、湿度が高く気化熱不全になったりすることで起こる熱中症は、この鬱熱によるものです。

鬱熱は体温がこもった状態のことで、からだのさまざまな部分に発生します。その中で、とくに頭部内に発生するものを筆者は**「頭部内熱《とうぶないねつ》」**と呼んでいます。

少し話が逸れますが、最近、人間の体温（頭部以外の熱）が下がっていると言われています。からだを動かす機会が減り、筋肉量が少なくなったためですが、その分、頭部内熱との差が大きくなっています。

【頭部内熱が不眠の原因になる】

鬱熱は、風邪で発熱しているときの筋肉の痛みなど、誰もが感じたことがあるもので、それ自体は問題ありません。筆者が問題だと考えているのは、**頭を酷使することで、頭部内熱が上がり、そのまま下がらないこと**です。次のグラフを見てください。

これが、深部温の通常時の1日のメカニズムです。24時間の中で、朝6時に起床したときからぐんぐん上がり、昼の12時くらいに一番高くなり、夕方になるにつれて下がっていきます。寝ている間にさらに下がり、起きる前にまた上がっていくのですが、そのメカニズムに異常をきたしている人が増えています。

頭が緊張状態になっているため、夜になっても頭部内熱が下がらないのです。するとどうなるかというと、なかなか寝付けなくなったり、睡眠の質が下がったりという不眠の症状が出てきます。

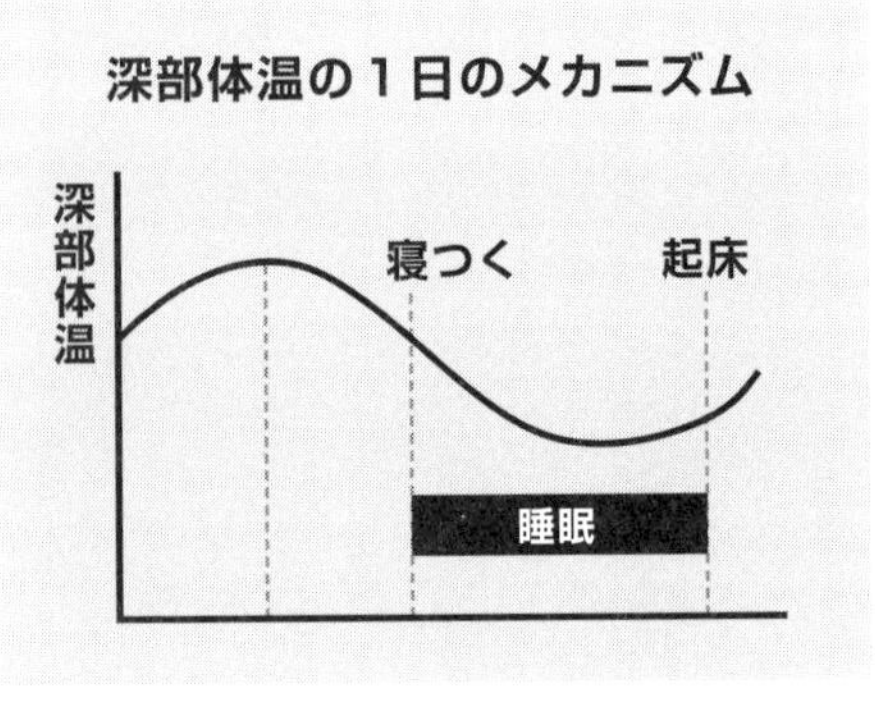

不眠だけではありません。頭部内熱はさまざまな不調の原因になっています。筆者が、頭部内熱を問題だと感じているのには、次のような理由があります。

❶発生する仕組みに多くの問題をふくんでいること

社会全体の問題や、個人的な生活習慣、からだのクセ、ストレスなどが複雑に絡み合っていることが考えられます。そのため、簡単に解消することができません。

❷コントロール機能である「脳」に与える影響で問題が広範囲であること

先ほど述べたように、脳はからだとこころの司令塔のような役割を果たしています。その脳が誤作動を起こすようになると、不眠だけでなく、からだに関するさまざまな不調が出やすくなるのです。

❸脳そのものが高温に弱く、ダメージが大きくなること

脳は高温に弱い器官であり、人間は本来持っている体温調節機能を使って適温を保っています。熱がこもった状態になると、その体温調節機能がうまくはたらかなくなって頭部内熱が高くなり、脳が誤作動を起こしやすくなってしまいます。

このように、頭部内熱はさまざまな不調の要因になりうる大きな問題です。本書は「不眠」をテーマにしていますが、**単体で不眠の症状だけを訴える人は少なく、ほかの副症状を抱えているケースがほとんど**です。

不眠がからだとこころにどのような影響を与えているのかは、次項から解説していきます。

脳とからだ・こころのかかわり

【可視部と不可視部】

からだとこころをコントロールしている脳ですが、こころは目に見えないため、イメージしづらいものです。ここで、脳がからだとこころにどのようにかかわっているのか、改めて見ていきましょう。

からだは目に見えますので「可視部」とします。脳が入っている頭部は、当然、からだの一部です。人間の思考や感情は目に見えないため「不可視部」とします。**脳は、可視部と不可視部を総括的にコントロールしている**のです。

脳を酷使することで脳が疲労し、頭部内熱が発生すると述べましたが、頭部内熱の原因は、それだけではありません。からだ、思考、感情のいずれも原因になる可能性があります。

◎可視部（からだ）に起因する頭部内熱

からだと思考・感情は密接にかかわっています。たとえば、からだのどこかを痛めて姿勢が悪くなれば、思考や感情が乱れやすくなります。それが頭部内熱の原因になることもあるのです。

感情が乱れている人で、姿勢がいい人はあまり見かけません。気持ちが沈んでくると、どんどん姿勢が前かがみになってきます。胸が閉まり、首が前に出たような姿勢になると、頭の疲労や感情の乱れが起こりやすくなります。**からだとこころの不調は連動している**のです。

◎不可視部（とくに思考）起因の頭部内熱

これは、先ほどから述べている思考偏重による頭部内熱です。現代社会の特徴でもありますし、性格や考え方の個人差もあります。

「頭でっかち」という言葉があるように、いろいろなことに思考をめぐらせて、じっくり考えてからでないと行動に移せない人は、思考偏重の傾向が強いと言えるでしょう。このような人は、エネルギーが上半身、とくに頭に集中しやすくなっています。エネルギーの燃焼量が過剰になると発散が間に合わなくなり、頭に熱がこもって滞留し、頭部内熱となります。

筆者の治療院に不眠で訪れる人の中には、システムエンジニアやプログラマーなどの職業の人が多くいます。一日中パソコンの前にいて、目から情報を取り入れ続けているため、頭の熱が下がらなくなってしまっているのだと考えられます。

反対に、考えるより先に動く性格の人、毎日からだを動かす仕事をしている人は、エネルギーの発散がスムーズに行われる傾向があり、頭部内熱はこもりにくくなります。

◎不可視部（とくに感情）起因の頭部内熱

感情にかかわる部分は脳にありますが、筆者は、感情は胸にあると考えています。感情が乱れると、胸が緊張状態になるように、からだの前面に強く影響し、同時に脳も動かします。

感情の変化と連動しているのが「呼吸」です。感情の緊張状態が強くなると、人は無意識に息を止めるクセがあります。呼吸不全になることで、頭の熱を発散しにくくなり、頭部内熱がこもりやすくなるのです。

このように、**頭部内熱には、可視部に起因するもの、不可視部に起因するものがあります。**

一方で、不可視部に起因する頭部内熱で「不眠」になった場合でも、疲れがとれないとか、全身がだるいといったからだの異常で現れるように、からだの不調で自覚することも多いものです。症状を改善させるためにも、原因がからだなのか、思考なのか、感情なのかを探る必要があります。

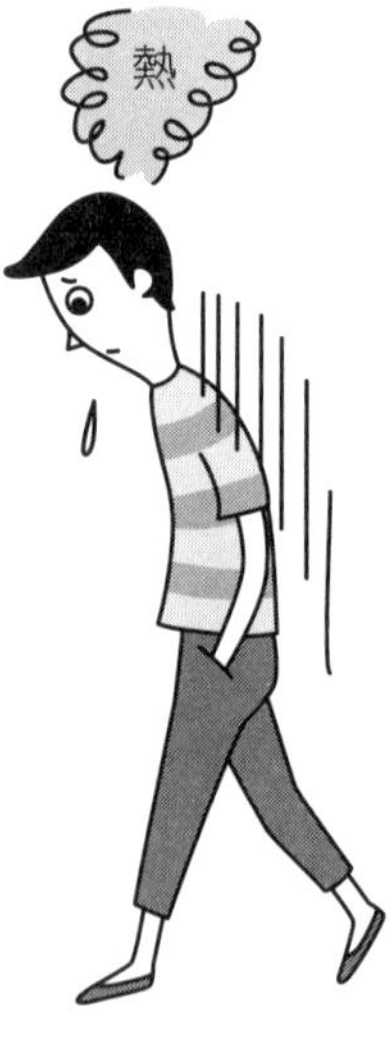

こころに影響する不眠の特徴

【思考や感情への影響】

頭部内熱により引き起こされる不眠が人間にどのような影響を与えるのか、まずは思考や感情にどのような症状が出るのかを見ていきましょう。

不眠が続くと、当然、日中も眠たいわけですから、イライラしたり、気持ちが不安定になったりします。それは、脳の奥にある扁桃体《へんとうたい》という部分と深く関係しています。扁桃体には神経細胞が集まっており、不安や緊張を感じて反応したり、感情を処理したりするのに重要な役割を担っています。不眠の状態だと、扁桃体のはたらきを調整する機能が悪くなり、バランスを保てなくなってしまうのです。その結果、感情のコントロールがしにくくなります。

不眠による思考や感情への影響としては、

- **気力の低下**
- **集中力の低下**
- **不安感の増大**
- **イライラの増大**

などが挙げられます。このような症状があると、人と接することにもさまざまな問題が起こります。

頭ではいけないとわかっているのに、身近な人に冷たく当たってしまったり、乱暴な言葉を投げかけてしまったりと、人間関係もうまくいかなくなってしまう可能性があります。

集中力も低下するので仕事でのミスが多くなったり、効率も悪くなったり、成績や評価も下がってしまうかもしれません。

このような問題に悩むことで、さらに眠れなくなってしまうこともあり、不眠が日常生活に与える悪影響ははかり知れません。

また、**不眠はうつ病の症状としてとても多く見られるものです**。不眠がうつ病を悪化させたり、不眠からうつ病になったりすることもあり、不眠とうつ病は相互に関連しているのです。うつ病がある場合は、睡眠導入剤を飲んでも不眠が改善しないなど、負のループに陥ってしまっているケースがあります。

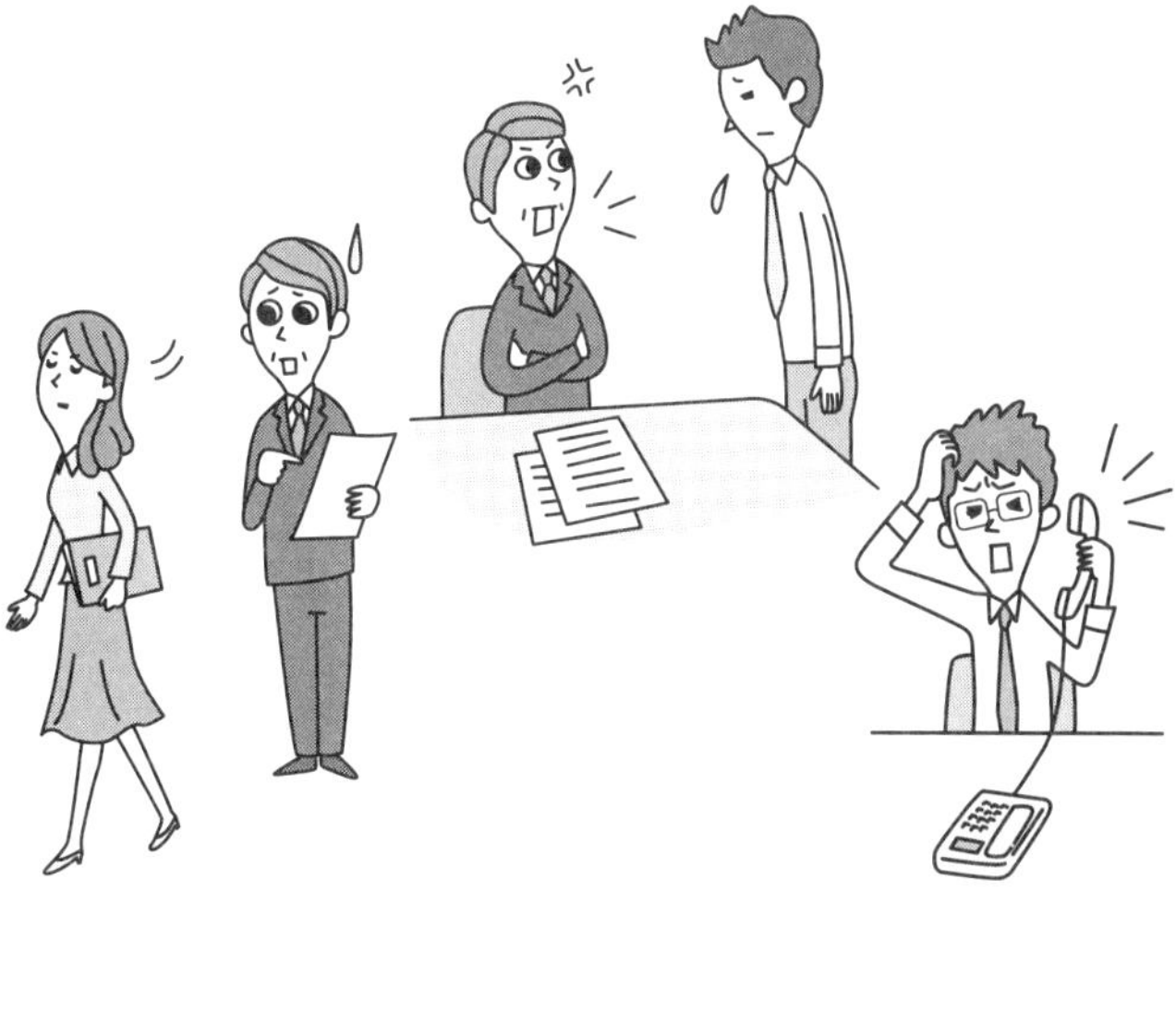

からだに影響する不眠の特徴

次に、頭部内熱により引き起こされる不眠が人間のからだにどのような影響を与えるのか、その症状を見ていきましょう。

【からだの痛み】

朝起きたときに、肩が痛かったり、腰が痛かったりということはないでしょうか。本来、眠っているときはからだの力を抜いてリラックスしているのが理想です。しかし、無意識にからだに力が入った過緊張状態になっている場合があります。リラックスした状態が上手な眠りだとすれば、過緊張な状態は下手な眠りと言えるでしょう。

筆者が施術をするときに、患者さんに「力を抜いてください」と言うことがよくあります。すると、「抜いています」と答える人がいます。力が抜けた状態とは、やわらかくゆるんだ状態であるはずです。しかし、からだが突っ張り、緊張しているのです。本人は力を抜いていると思っていても、実際にはゆるんでいない。これは、眠っている間も同様です。

朝起きたときにからだが痛いと、「変な体勢で寝てしまったかな」と考えるものです。しかし、寝相が悪いからといって、からだが緊張状態だとは限りません。逆に、寝相がいいからといってリラックスしているとも言えないのです。

子どもの寝相を考えてみてください。子どもは寝相が悪いことが多いでしょう。しかし、朝起きたときに「からだが痛い」と言うことはほとんどありません。寝ている間にからだがゆるもうと、自ら楽な姿勢や角度を探して動くこと、それが寝相です。

寝相が悪い人は、からだの回復力がある人だと考えていいかもしれません。反対に寝相がいい人で、**朝起きたときにからだの痛みを感じる人は、寝ている間も緊張しており、それを自分で回復させることができない人**だと言えるでしょう。眠るためのエネルギーが不足している人だとも考えられます。

からだが緊張しているということは、脳も緊張しているということです。

眠りの質が悪くなってしまうので、夜中に目が覚めてしまうなど不眠の症状が出てきます。不眠の人は、寝ているときの自分の寝相を確認してみることをおすすめします。

それと同時に、どうすればからだの力をゆるめて眠ることができるのかも考えてみましょう。照明や寝具、寝間着などの睡眠環境も大切です。五章で生活

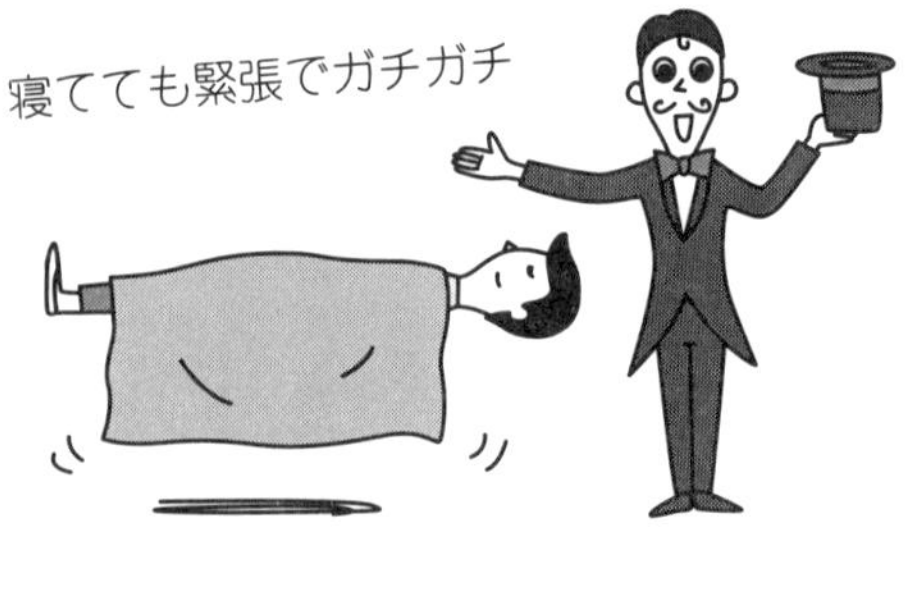

習慣の改善法について紹介していますので参考にしてください。

【姿勢が悪くなる】

眠りにもエネルギーが必要であり、不眠の人は眠るためのエネルギーが不足しているということは一章でも述べました。**エネルギー不足から引き起こすからだの症状の１つが、「姿勢が悪くなる」ということ**です。

直立二足歩行は、人間の大きな進化ですが、「まっすぐ立つ」というのは、じつは簡単なことではありません。重力にしっかりと抵抗し、姿勢を維持しなければなりません。エネルギーが不足すると、まっすぐ立つことも難しくなります。

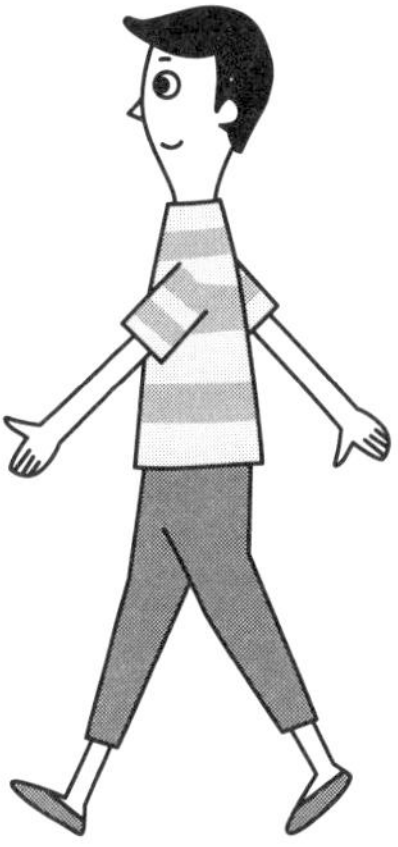

エネルギー不足の人は、立ち上がる力よりも下へ引っ張られる力のほうが強くなります。そのため、次頁のように独特な立ち姿になります。

ここまではっきりと現れていなくても、あごが上がり、猫背になっている人は多く見かけます。エネルギー不足は外見に大きな影響を与えると言えるでしょう。

では、正しい立ち姿とはどんなものなのでしょうか。足の裏にかかる力で考えてみたいと思います。

正しい立ち方は、図のように足の親指の付け根（母趾球）、小指の付け根（小趾球）、そしてかかとを結んだ三角形に均等に力が入るものです。しかし、**エネルギー不足により姿勢が悪くなっている人は、かかとだけに下方向への力がかかっています。**

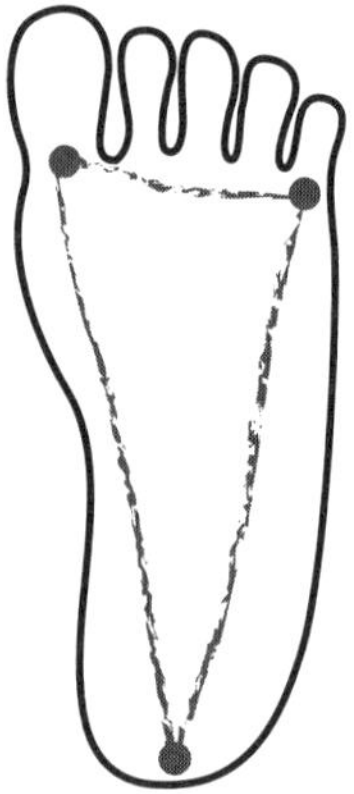

そのため、親指と小指のつけ根は浮いたような状態になり、立ち姿勢を維持するために指先に力を入れるしかなくなります。風船のような不安定な足場の上で、後ろに重心がかかってしまっている状態と考えるとわかりやすいかもしれません。足の指に力を入れなければ、後ろに倒れてしまいます。

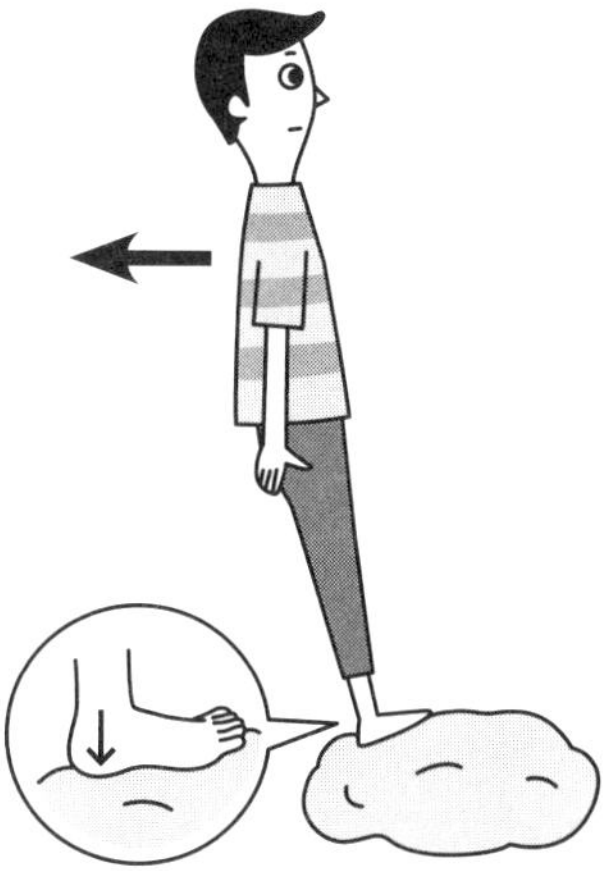

このような立ち方だと、からだのバランスをとるために目を酷使することになり、眼精疲労が起こるだけでなく、さらに頭部内熱をためこんでしまうことになります。

不自然な姿勢でからだのあちこちに痛みが出たり、肩こり、頭痛、血行不良、胃の不調などさまざまな弊害も起こります。エネルギー不足による姿勢の悪化は、単なる見た目だけの問題ではないのです。

【呼吸が浅くなる・息苦しくなる】

頭部内熱によって引き起こされる不眠は、呼吸にも影響を与えます。**眠っている間もからだが緊張状態にあるため、呼吸が浅くなり、十分な酸素を取り込めなくなっている人が多い**のです。

呼吸が浅いと、酸素不足により内臓のはたらきが低下したり、血流が悪くなったりします。呼吸は無意識のため、浅くなっていると気づかない場合も多く、なんとなく疲れやすいなどの症状として現れることもあります。

また、呼吸は感情と同じく脳の扁桃体で司られているため、感情にもかかわります。そのため、**呼吸が浅くなるとイライラしたり、ゆううつになったりと感情面でも不安定になってしまう**可能性があります。

四章でご紹介する頭部内熱を取り除くワークを行ってもらうほか、起きているときに意識して深い呼吸をするようにして、からだの緊張を取っていきましょう。

【五感の異常】

不眠が引き起こすからだの不調、「からだの痛み」「姿勢が悪くなる」「呼吸が浅くなる・息苦しくなる」を見てきましたが、**不眠と同時に現れる五感の異常**についても触れておきます。

脳とからだの感覚器の間には、感覚器からの情報が脳に入る「求心性経路」と、脳からの指令がからだのさまざまな部位に向かって出て行く「遠心性経路」があると一章で述べました。

本来、この２つの道にかかるエネルギーの流れは、スムーズに流れることが理想です。そのため、脳に入ってくる情報が増えすぎると、脳の処理が追いつかなくなり、正しい指令をからだに出すことができなくなります。そこで起こるのが五感の異常です。いったい、どのような症状が出るのでしょうか。

◎視覚異常

スマートフォンやパソコンの画面を見続けることで、視覚エネルギーが過剰燃焼になると、頭部内熱がこもった状態になります。

考えられる症状としては、まず**「ドライアイ」**が挙げられます。本来、眼球はつねに涙で濡れた状態でなければならないのですが、頭部が高熱になることで、涙の蒸散過多、涙の生成不足が起こります。また、スマートフォンなどを見続けることで、まばたきが減少することもドライアイを悪化させる要因です。

次に、**「目の焦点が合わなくなる」**という症状も起こる可能性があります。見えているのに焦点が合わない、物がぼやけるといった症状がある場合、左右の目の動体視力の焦点調節不全が起こっているかもしれません。

物を見るとき、目は左右で違った映像を見て、脳で瞬時に合成し、それを1つの立体的なものとしてとらえています。そこではたらくのが、ピント調節を行う毛様体筋という筋肉です。頭部内熱によって筋肉の反射運動に障害が起こることで、焦点が合わない状態となってしまうのです。

この状態が出ている方は、

・電車などに乗っていて、外を見ていると気持ち悪くなる

・３Ｄ映像などを見て気持ち悪くなる

などの状態になりやすい特徴があります。

◎聴覚異常

風邪などで発熱すると、鼻の奥（上咽頭）と中耳をつなぐ耳管に変化が起こり、突発性難聴になったりすることがあります。**耳はデリケートな器官であり、熱に弱く、頭部内熱の影響を受けやすいのです。現れる症状としては、「聞こえ方の変化」「耳閉感」「耳鳴り」などが考えられます。**

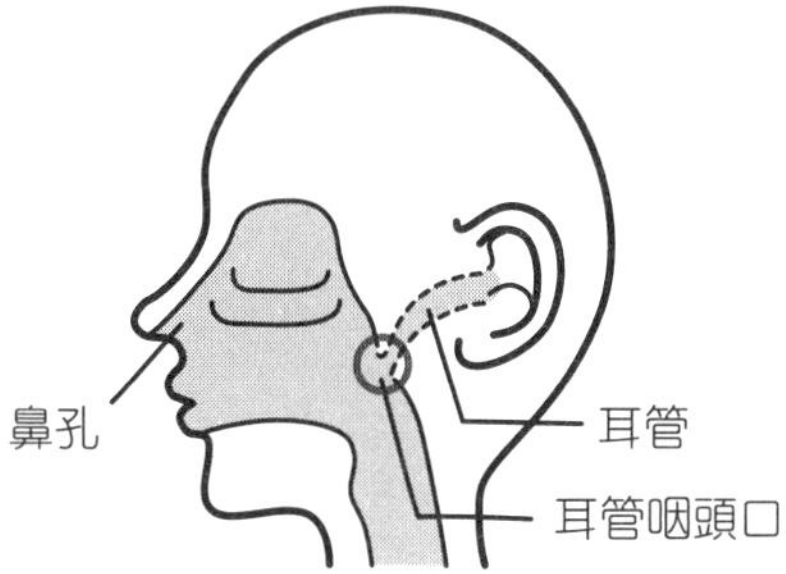

また、耳は、片方に異常が現れた場合、もう片方の耳がそれを補うはたらきをします。そのため、耳の異常は気づかれにくいのです。耳には平衡感覚をコントロールするはたらきもあり、エネルギー不足による姿勢の悪化などのアンバランスを調整する際に大きな負担がかかってしまいます。それが、さらに頭部内熱の原因になることもあります。

◎嗅覚異常

頭部内熱がこもると、嗅神経の過剰反応が起こったり、粘液が減少したりして「嗅覚過敏」になることがあります。

野生動物が寝ている間も敵が近づいてきたことを察知するように、嗅覚は動物の危険回避の本能を刺激します。人間の生活では敵に襲われることは滅多にありませんが、においは脳やからだを緊張させるものです。外を歩けば排気ガスや換気扇からのにおい、室内では芳香剤や洗剤のにおいなど、現代社会はさまざまなにおいがあふれています。ほとんど意識することはありませんが、脳やからだを緊張させて防御しようとする本能的な反応はつねに起こっています。

また、不快なにおいを感じたときでも、人間は鼻の穴を閉じることができません。しかし、無意識に気道を狭め、におい物質の侵入を防ごうとします。これが呼吸不全を生み、頭部内熱の発散を妨げてしまうのです。

◎味覚異常

味覚は、嗅覚と密接にかかわっています。鼻がつまると食べ物の味が感じられなくなるように、嗅覚異常は「味覚障害」や「味覚鈍麻」などの異常を引き起こすことがあります。

また、味覚は脳や脊髄にある髄液とのかかわりが深く、髄液の循環不全による味覚異常も起こります。

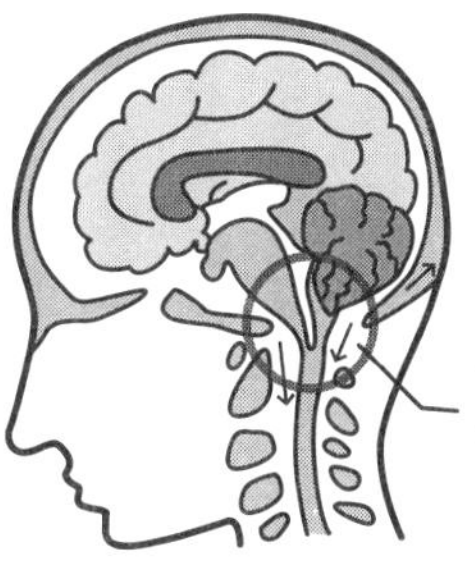

髄液は起き上がったり、うなずいたりといった首の動きがポンプのようにはたらき循環します。スマートフォンやパソコンを長時間見続けるなど、姿勢や骨格の変化によっても循環がうまくいかなくなってしまうことが考えられます。

◎皮膚異常

皮膚は体温調節のための重要な役割を担っています。暑さを感じたら皮膚をゆるめて表面積を広げたり、毛穴を広げて汗を出したりして放熱を行います。反対に、寒さを感じたら皮膚を収縮させて表面積を狭くし、保温を行います。寒いときにからだがふるえるのも皮膚覚のはたらきです。

頭部内熱により脳からの指令がうまく伝わらなくなると、皮膚覚に狂いが生じます。すると、体温調節機能が影響を受け、暑くても汗をかきにくくなったり、寒くても血流量を減らすことができず、からだを冷やしやすくなったりします。

また頭にこもった熱を下げる機能も低下してしまうため、頭部内熱がさらにこもり、さまざまなからだの不調を招きやすくなるのです。

このように、頭部内熱により脳への入力と脳から感覚器への情報の出力がうまくいかなくなると、不眠だけでなく五感にさまざまな異常が起こります。

第三章
不眠の原因は「頭部内熱」と「自律神経」

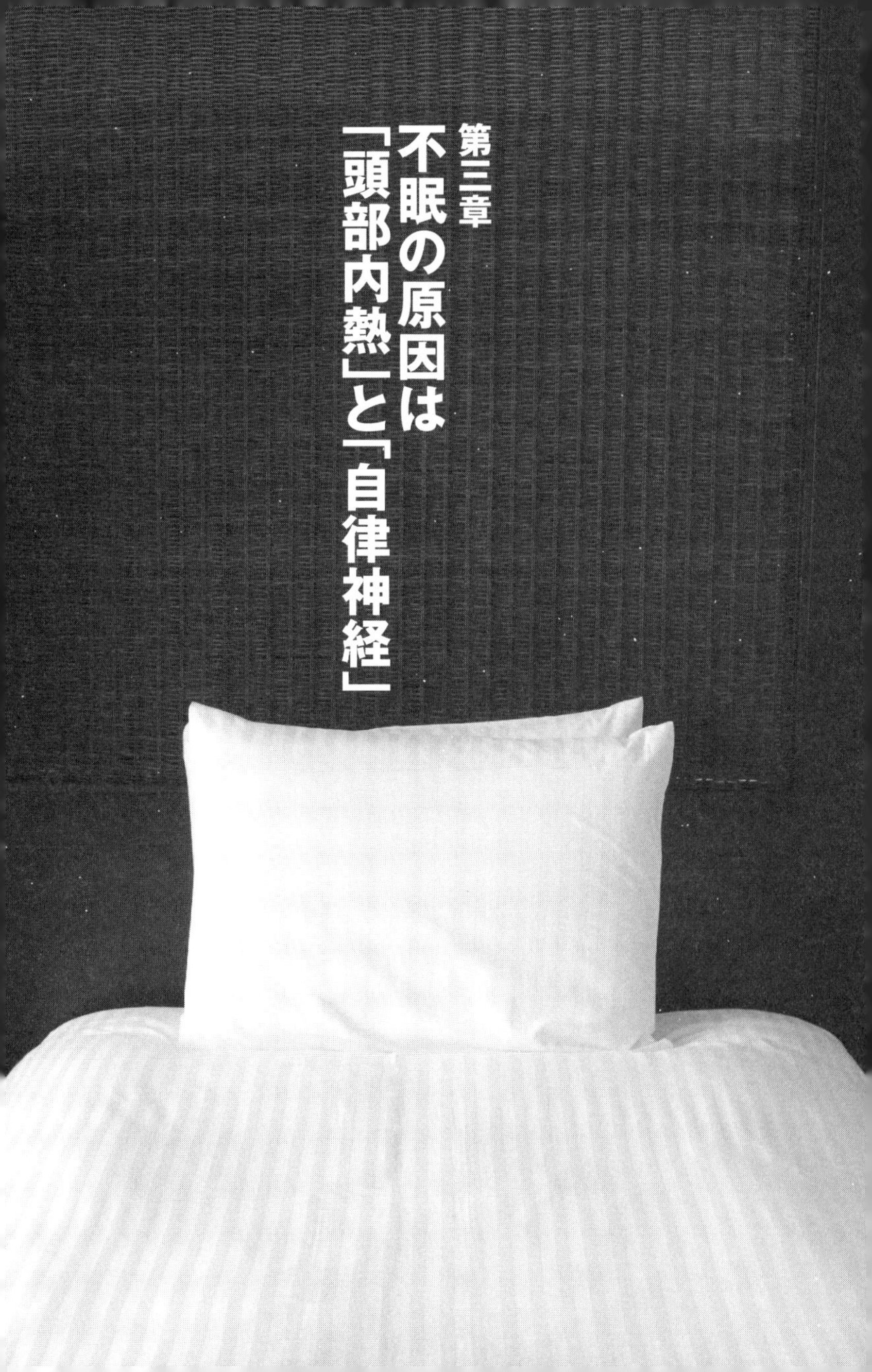

自律神経のはたらき

【からだをコントロールする中枢神経の仕組み】

脳はからだとこころをコントロールする司令塔であると述べましたが、その「脳」をもう少し具体的に言うと「脳にある中枢神経」ということになります。脳と脊髄からなる中枢神経は、末梢神経によりからだ全体とつながっています。また、末梢神経には自律神経と体性神経があります。それぞれの特徴は次の通りです。

◎自律神経

意思とは関係なく、血液循環や呼吸、消化など自動的にからだの機能を調整している。交感神経と副交感神経がある。

◎体性神経

見たもの、聞いたこと、痛みなどの情報を脳に伝え、自分の意思でからだを動かすためのはたらきをしている。運動神経と感覚神経がある。

この２つの神経は、細かく役割分担しながら人間のからだや行動を支えています。たとえば運動をする場合、手足を動かすのは体性神経の中の運動神経です。酸素を補うために心拍数を上げたり、体温を下げるために発汗させたりするのは自律神経のはたらきです。

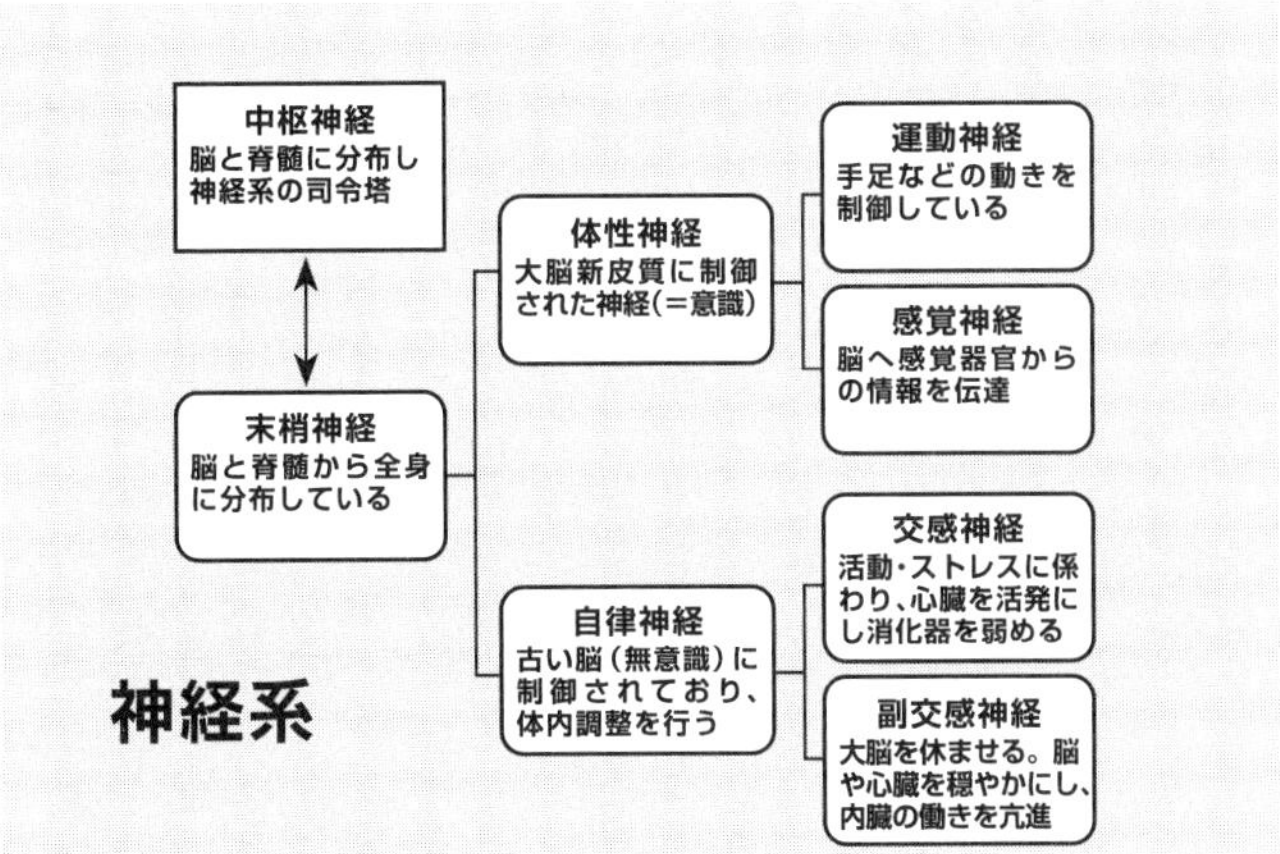
神経系
中枢神経
脳と脊髄に分布し
神経系の司令塔
末梢神経
脳と脊髄から全身
に分布している
体性神経
大脳新皮質に制御
された神経（＝意識）
自律神経
古い脳（無意識）に
制御されており、
体内調整を行う
運動神経
手足などの動きを
制御している
感覚神経
脳へ感覚器官から
の情報を伝達
交感神経
活動・ストレスに係
わり、心臓を活発に
し消化器を弱める
副交感神経
大脳を休ませる。脳
や心臓を穏やかにし、
内臓の働きを亢進

【交感神経と副交感神経】

自律神経を構成する「交感神経」と「副交感神経」は正反対のはたらきをしており、状況によって切り替わることでからだの機能を調節しています。

交感神経はからだを活発にして活動を増大させるはたらき、副交感神経はからだをゆるめて活動量を抑えるはたらきがあります。

2つの神経の代表的なはたらきは次の通りです。

瞳孔　【交感神経】広げる【副交感神経】収縮させる

肺　【交感神経】気管支を拡張させる【副交感神経】気管支を収縮させる

心臓　【交感神経】拍動を速める【副交感神経】拍動を遅くする

血圧　【交感神経】上昇させる【副交感神経】下降させる

胃　【交感神経】運動を抑制する【副交感神経】運動を促進する

肝臓　【交感神経】グリコーゲン分解を促進【副交感神経】胆汁放出の促進

すい臓　【交感神経】すい液分泌を抑制する【副交感神経】すい液分泌を促進する

小腸・大腸　【交感神経】運動を抑制する【副交感神経】運動を促進する

皮膚　【交感神経】収縮させる【副交感神経】拡張させる

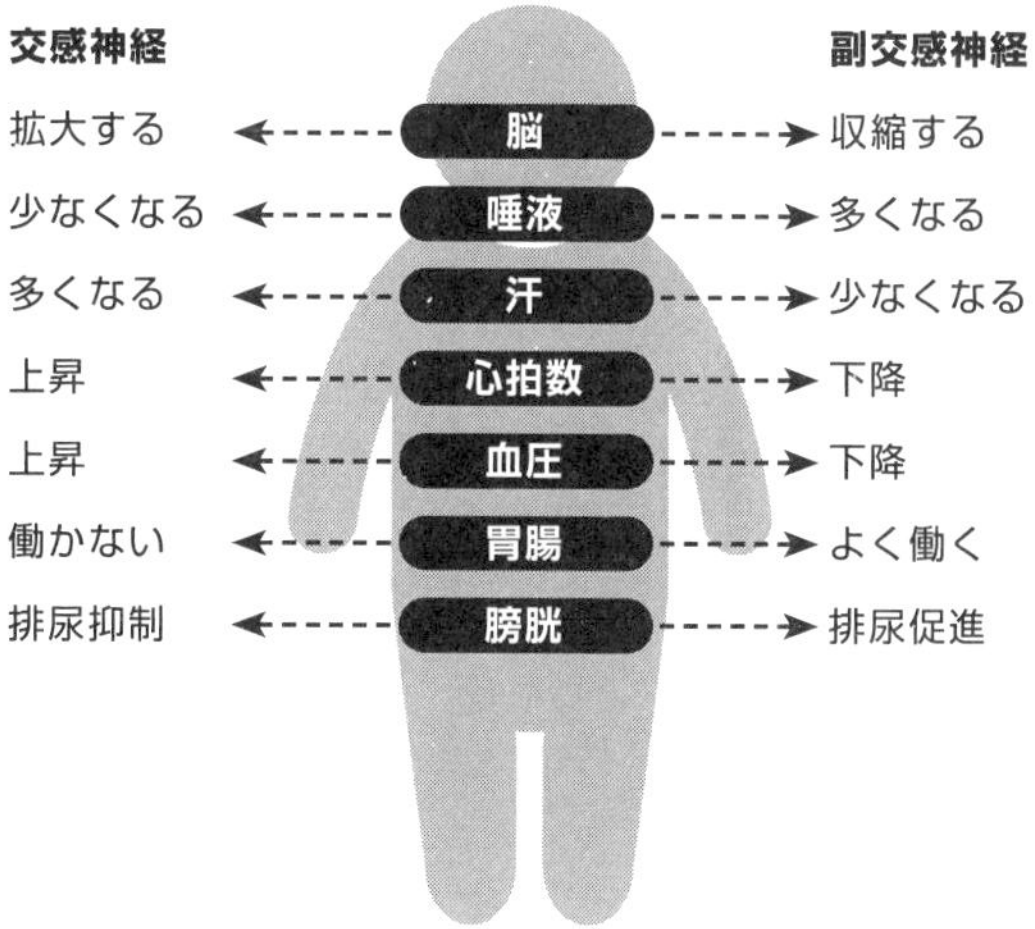

【自律神経の乱れとは】

からだの不調で病院で検査をしても異常がない場合、「自律神経の乱れですね」と言われることがよくあります。では、自律神経の乱れとはどのような状態なのでしょうか。

からだの活動を促す交感神経と、からだをリラックスさせる副交感神経は、正反対のはたらきをし、状況によって切り替わることでからだのはたらきを支えています。しかし、ストレスや不規則な生活、どちらかを過剰にはたらかせるような習慣によって、切り替えがうまくいかなくなったり、一方がずっとはたらき続けたりすると、自律神経が乱れた状態になってしまうのです。

自律神経が乱れると、免疫機能や体温調節機能、ホルモン、脳の神経伝達物質のバランスが崩れ、さまざまな不調が現れる「自律神経失調症」になりやすくなります。

【自律神経を動かすエネルギー】

意思とは無関係にはたらく自律神経ですが、それを動かしているエネルギーがあります。筆者はその原動力を**「感情エネルギー」と「思考エネルギー」**だと考えています。

私たち人間は感情と思考によって行動を起こします。一方で、からだの多くの機能は無意識のエネルギーによって動いています。感情と思考にも、からだの機能は必要です。感情エネルギーと思考エネルギーは、感情や思考などの意識が意識であるために、無意識下ではたらいているものです。

自律神経の交感神経と副交感神経も感情エネルギーと思考エネルギーによって動いています。活動のための神経である交感神経は、動くこと、すなわちどう動けばよいかを思考するための思考エネルギーによって動いています。

休息し、リラックスさせるための神経である副交感神経は、内臓を活発にし、からだを修復させます。そして、生きるための本能、食欲や性欲を生み出します。人間はほかの動物と違い、生きるために栄養を摂るという目的だけでは食事をしません。おいしそうだから食べる、付き合いで仕方なく食べるなど、感情を伴って食べるという行為を行います。

性欲に対しても、「子孫を残す」という目的だけでなく、相手を選び、愛情を表現するために性交をします。人間の食欲や性欲は感情を生み出す感情エネルギーの影響を強く受けているのです。

交感神経は思考エネルギー、副交感神経は感情エネルギーによってはたらいており、自律神経の乱れとは、これらのエネルギー燃焼のアンバランスであると考えられます。

からだとこころに現れる症状

【エネルギーの燃焼不全が不調のもと】

十分なエネルギーを発生させたり、バランスよく燃焼させたりするのに必要なものは、食べ物と呼吸です。

現代人はカロリーは十分摂取しているのですが、**ビタミンやミネラルが不足しがち**です。ビタミンやミネラルはエネルギー発生に重要な役割を果たします。

また、スマートフォンやパソコンの画面を見つめるなど、知らず知らずのうちに息を止めてしまうことが増え、**呼吸不足**になっているということもあります。呼吸不足はエネルギー燃焼不全を起こしてしまうため、エネルギー不足になり、思考エネルギーや感情エネルギーのバランスも崩れてしまうのです。

エネルギーが過剰に燃焼したり、燃焼不全によってアンバランスになると、**自律神経失調症**となります。からだとこころにどのような不調が起こるのか改めて見ていきましょう。

◎からだの症状

全身　めまい、冷え、ほてり、疲労感、微熱、不眠、食欲不振
頭　頭痛
耳　耳鳴り、耳閉感
口　味覚異常、のどが渇く
目　ドライアイ、眼精疲労
のど　異物感がある
首・肩　こり、痛み
心臓　動悸がする、圧迫感
呼吸器　息苦しい

消化器　食欲不振、吐き気、消化不良、下痢、便秘
手・足　しびれ、ふるえ、だるさ、指先の冷え
血管　血圧上昇
皮膚　多汗、汗が少ない、かゆい、ムズムズする

◎こころの症状

不安　ゆううつな状態が続く、気持ちの切り替えができない
情緒不安定　些細なことでイライラしたり、泣きたくなったりする
意欲　やる気が起こらない、食事など日常の行動も面倒になる
集中力　集中力が持続しなくなる、記憶力が低下する

また、自律神経失調症は、特定の症状が強く出ることで、ほかの病名がつくこともあります。急に立ち上がったときにめまいや立ちくらみが起こる「起立性貧血」、下痢などを繰り返す「過敏性腸症候群」、急に息苦しさを感じて呼吸ができ

なくなる「過呼吸症候群」、頭の片側が痛む「片頭痛」、頭が締め付けられるように痛む「緊張性頭痛」など、自律神経が乱れることに関連して起こる病気もさまざまです。

「自律神経の乱れ」とはよく聞く言葉ですが、どれか1つ症状があるだけでも日常生活が大きな影響を受けてしまうのです。

睡眠と自律神経

【不眠の悪循環】

自律神経は、睡眠の質をコントロールしたり、体内時計をリセットしたりして毎日の睡眠リズムをつくっています。**自律神経が乱れると、エネルギー不足に陥り、睡眠の質が下がります**。寝ても寝ても疲労がとれず、翌日のからだやこころにも影響が出るおそれがあるでしょう。

疲れがとれないことがストレスを生み、さらに自律神経の乱れを招くという悪循環になってしまうことがあります。この悪循環こそが、不眠が慢性化しやすい理由です。たとえば「悩みごとがあって眠れない」という日が数日続いただけでも、疲労がとれない→自律神経が乱れる→睡眠の質が下がるというこのサイクルにはまってしまうのです。

睡眠と自律神経は深くかかわっており、一緒に改善していく必要があると言えるでしょう。

◎睡眠負債とは

睡眠不足や睡眠の質が悪い状態が続くと、からだやこころへの悪影響がどんどん蓄積してしまいます。これを**「睡眠負債」**といい、この状態に陥っている人が近年の日本ではかなり多いと思われます。

睡眠負債は、さまざまな病気のリスクを高めると言われています。たとえば「最近風邪をひきやすくなった」という場合、自律神経の乱れによって免疫のコントロールがうまくいかなくなっている可能性があります。

免疫力が落ちるということは、そのほかにもさまざまな病気にかかりやすくなるということです。

それだけでなく、自律神経の乱れにより交感神経が優位にはたらく状態が強くなり、血糖値の上昇を抑えるインスリンというホルモンの分泌が抑制されてしまうと、糖尿病を招く可能性もあります。

睡眠負債は生活習慣病など、命にかかわる病気につながることもあり、単なる睡眠不足だと甘く見てはいけないのです。

エネルギーのバランスを整えよう

【行動エネルギーを充実させるには】

思考偏重の生活により、頭部内熱がこもった状態であること、そして自律神経が乱れていること。この2つが不眠の原因になっているケースは多いと言えます。

この2つの原因も単体で起こっているのではなく、かかわりあい、同時に起こっています。

これから改善法をお伝えしていく中で、筆者が大切だと考えているのは、**「エネルギーのバランスをとること」**です。

頭を酷使する生活により頭のほうにかたよっているエネルギーをどのように整えていくか。それは、行動エネルギーの燃焼を促進させることです。そうすれば、頭部内熱がこもった状態から発散状態へと変えていくことができます。

頭部に熱がこもるということは、現代の生活の中では仕方のないことです。しかし、うまく発散させることができるかは、それぞれの心がけや生活習慣次第です。

行動エネルギーを充実させるには、簡単に言うと「からだをもっと使う」ということです。からだの力を発揮できる状態をつくることで、不眠も改善していくと考えています。

第四章
「不眠」を改善する簡単ワーク

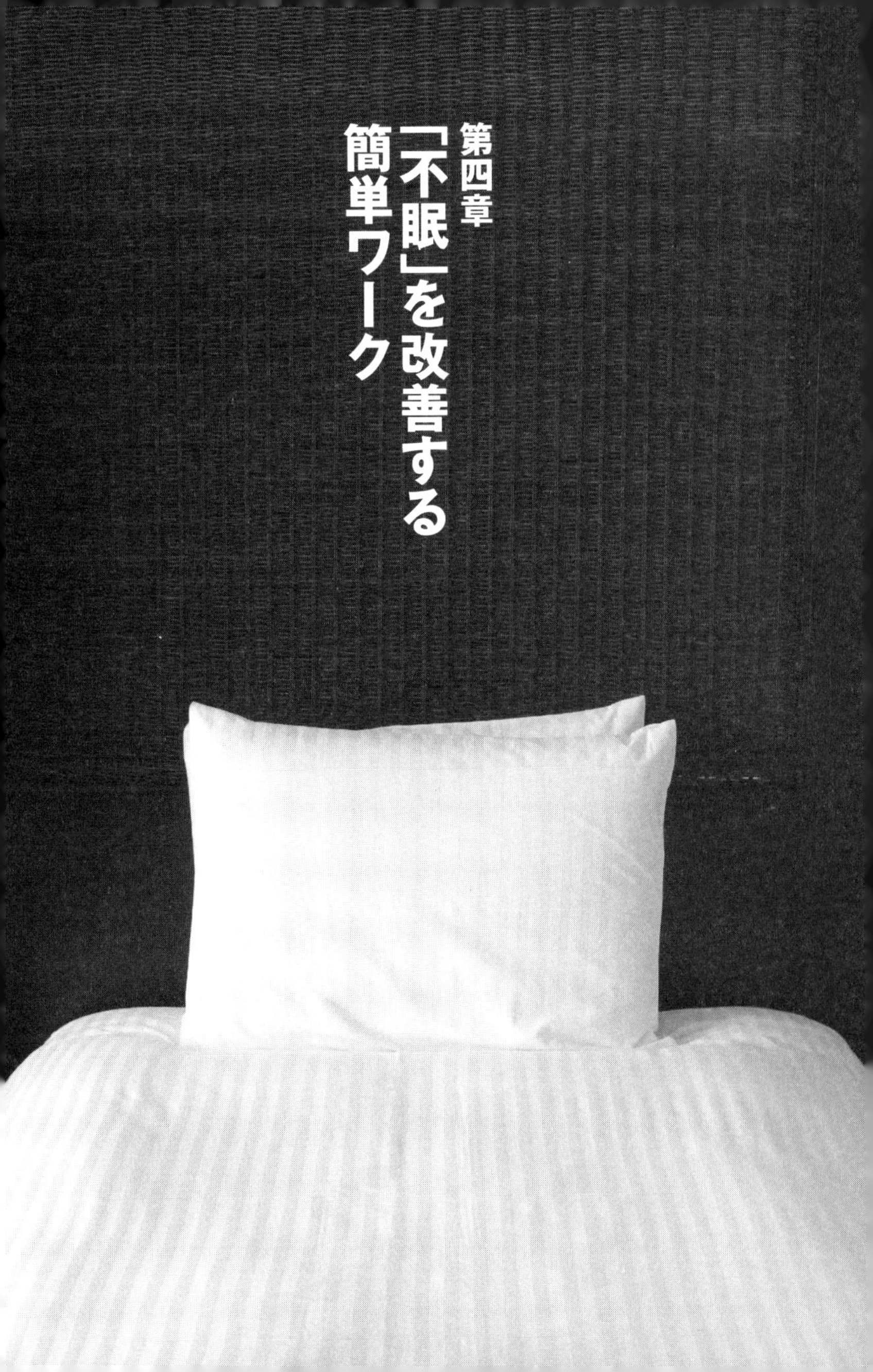

頭を冷やせば頭部内熱も下がる

【今日からできる冷やしはちまき】

ここからは、具体的に頭部内熱を下げて不眠を改善するための方法をご紹介していきます。生活習慣の見直しやエクササイズなど、いくつか方法はありますが、まず、誰でも簡単にできるものを1つお教えします。

頭部内に熱がこもり、深部温が上がっているというのは、極端な表現をすると沸騰しているような状態です。その状態を少しゆるめ、**熱を下がりやすくするためには、単純に「冷やす」ということが効果的**です。冷たいものを外から当てるだけで、ぼーっと湯気が出ているような状態を改善することができるのです。

方法としては、冷たいものをひたいに当てて寝るだけです。その際、市販されている冷却シートはすぐにぬるくなってしまうのでおすすめできません。

食品を買ったときについてくるような保冷剤を冷蔵庫に入れておいたものを使います。冷凍庫に入れると固くなってしまい、寝づらくなるので注意してください。冷蔵庫で冷やしたやわらかい保冷剤をはちまきなどでひたいに固定し、そのまま寝ます。

途中で外れてしまう分には構いませんが、基本的には寝ている間ずっとつけているようにしてください。その際、ぎゅっと固く縛りすぎると、気になってかえって眠れなくなってしまうので、外れてもいいというくらいのゆるさで縛りましょう。また、結び目が後頭部など、枕が当たる部分にくると痛いので場所を調節してください。

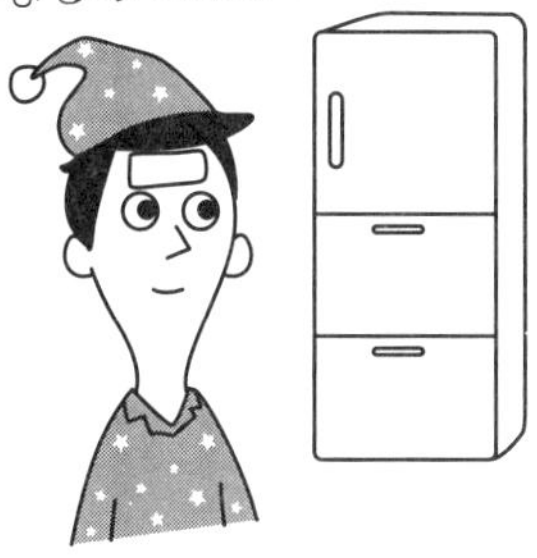
市販の冷却シートは
すぐぬるくなるので注意！

これだけで、沸騰状態だった頭がスーッと冷やされていきます。頭部内の熱が下がりやすい状態になり、眠りやすくなるでしょう。

昔から、武士が戦いの前にはちまきを締めたり、受験生が勉強に集中するためにはちまきを締めたりといった習慣があります。頭を締めるということは、集中力や緊張感を高めることにつながります。つまり、それは頭部内熱を上げる行動です。それを逆に考え、冷たいものをゆるめに当てることで、熱を下げることにつなげようというものです。

筆者の治療院でも、不眠に悩む患者さんに頭を冷やすはちまきを実践してもらっていますが、睡眠の不調が改善したという声を多く聞いています。

隙間時間にできるエクササイズを習慣にしよう

【電車の中でできる簡単エクササイズ】

不眠の人は、無意識に手に力が入っていることがよくあります。

頭と手は関係が深く、手を動かすと脳は活性化します。手には脳につながる神経がたくさん集まっているためですが、そう考えると、手を酷使するということは、脳が疲れるということになります。

一章でも述べましたが、人間は、直立二足歩行できるようになったことで、手が自由に使えるようになりました。猿などのほかの動物でも、手をにぎるような動作はできますが、指を１本１本自由に動かし、細かな動作ができる動物は人間以外にいません。そのことが、さまざまな道具を生み出し、人間を進化させてきたのです。

現代人は、スマートフォンやパソコンなどを使う時間が増えたことで、指先を使うことが多くなりました。とくに、スマートフォンでは親指と人差し指をよく使います。その結果、手に力が入り、脳の疲労もどんどん強くなっているのです。

電車の中でも手軽にできるエクササイズを３つご紹介します。

▽手首をひねるエクササイズ　*Exercise*

手を軽くにぎって腕を自然に下げて立ち、ゆっくりと手首を外側に回しながら指を開きます。小指側の筋が伸びているのを感じたら、ゆっくりと元に戻します。

これを繰り返しましょう。

脳が疲れている人は、手の内側（親指側）に力が入っていることが多いので、外側に広げるようなイメージです。つり革につかまっている場合は、もちろん片手ずつ行って構いません。

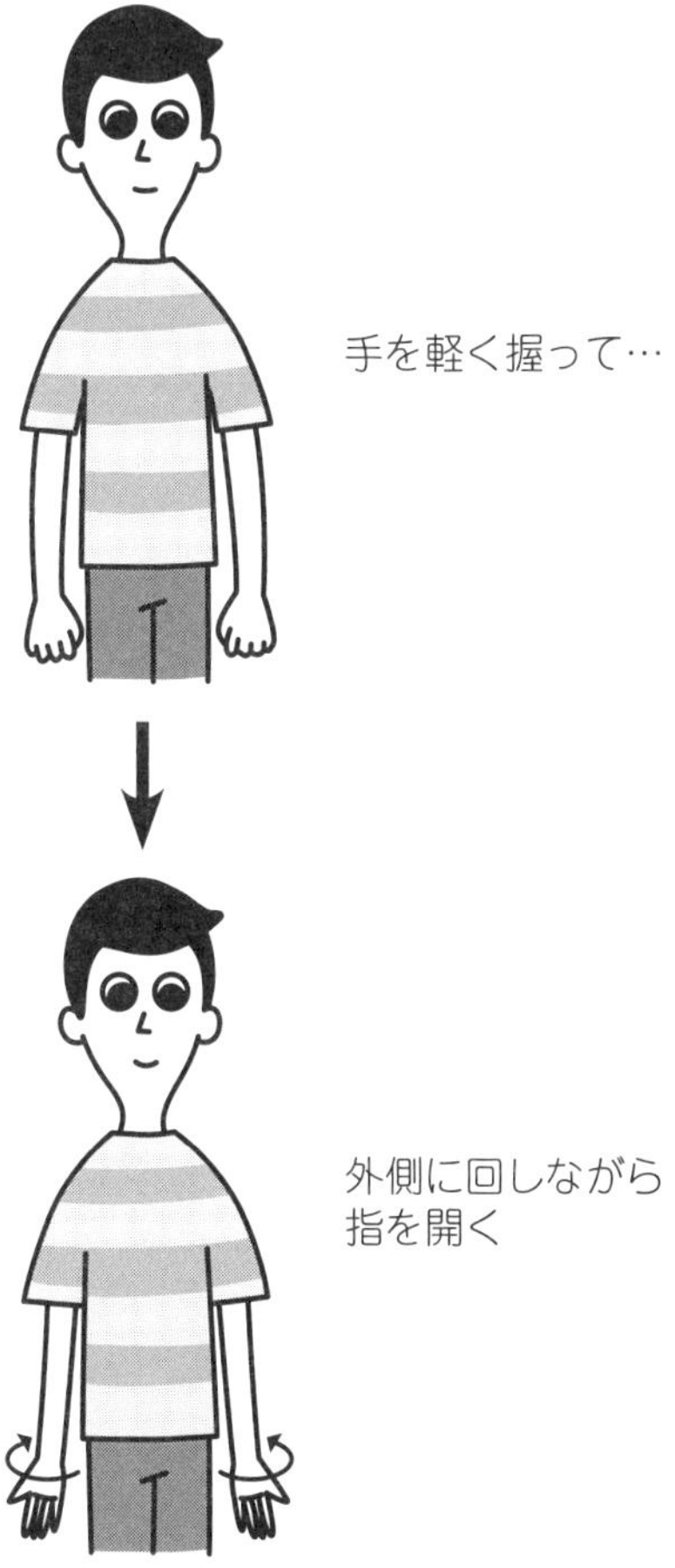

▽指を広げるセルフマッサージ　*Exercise*

無意識に手に力が入っているということは、ギュッとにぎった状態になりがちということです。それを外側に広げるマッサージをしましょう。

親指の付け根同士を合わせてイラストのように両手を組み、まずは右手で左手の親指を外側に反らせるように伸ばします。ほかの指も外側に反らせるように手のひらを広げます。同様に反対側も行いましょう。

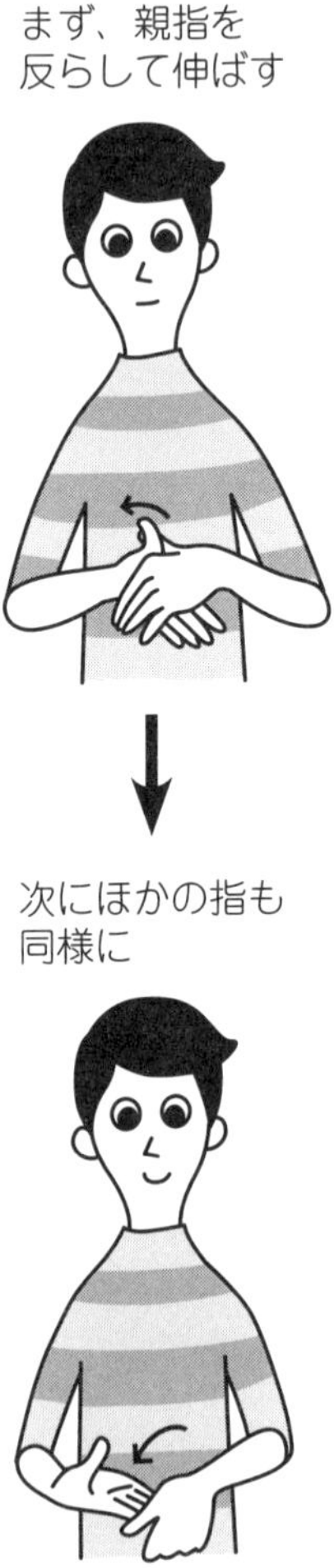
まず、親指を
反らして伸ばす
次にほかの指も
同様に

▽肩甲骨の引き寄せエクササイズ　*Exercise*

頭が疲れている人の多くは、肩に力が入り、巻き肩になっています。そのような状態の場合、肩甲骨が開いており、猫背で胸が閉じた状態が強いということです。それを解消するエクササイズです。

肩甲骨同士をグーッと引き寄せるように胸を開き、背筋を伸ばします。そしてゆっくり戻します。これを数回繰り返しましょう。

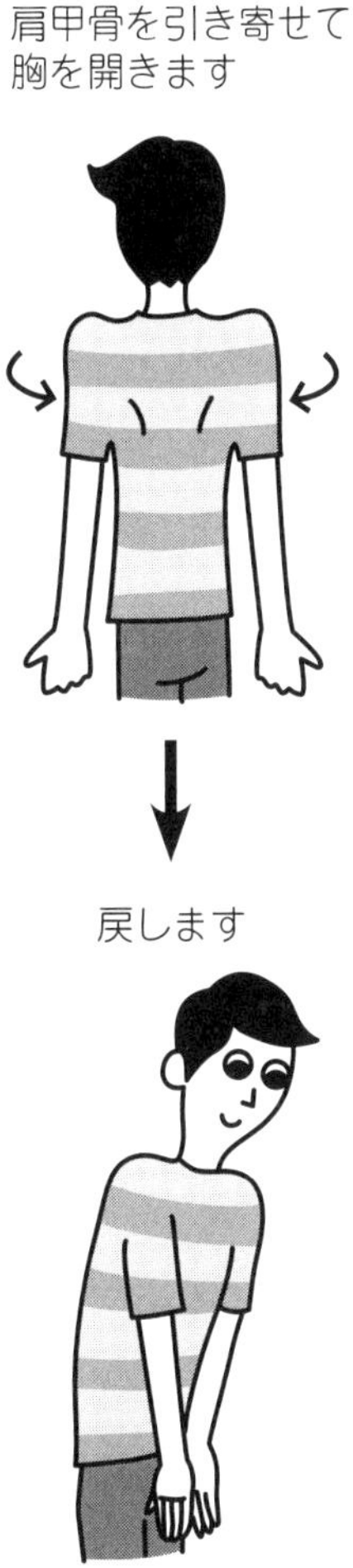

電車の中だけでなく、信号待ちやエレベーター待ちなどの隙間時間にも簡単にできますのでぜひやってみてください。

【仕事の合間にできる簡単エクササイズ】

とくにデスクワークの人は、目を酷使しています。二章でも述べましたが、パソコンやスマートフォンを長時間使うことで頭部内熱がこもってくると、眼精疲労がたまってきます。近い距離にある画面を見続けることで視野が狭くなり、目の焦点が合わなかったり、距離感がつかめなくなったりするため、それを解消するエクササイズをおすすめします。

▽前後に動かす　*Exercise*

まず、**顔の前で片腕を伸ばした状態で親指を立てます。親指の指先を見つめた**

まま、伸ばした腕を曲げて手をグーッと顔の前まで近づけます。目はずっと親指の指先を見つめたままで、この前後の動きをゆっくりと繰り返しましょう。

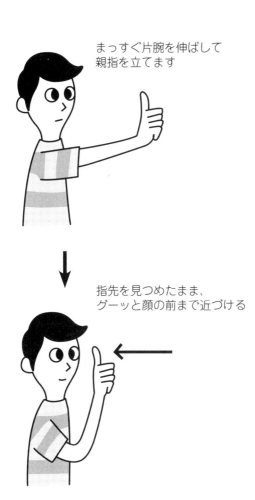

Exercise

▽左右に動かす

顔の前で両腕を伸ばし、親指を立てます。まずは右手の親指の指先を見つめたまま、伸ばした右腕を横に動かしていきます。顔は正面を向いたまま、目だけで指先を追いましょう。親指が視界から消えない程度に広げたら、戻すときも目で追います。左側も同様に行い、これを数回繰り返してください。

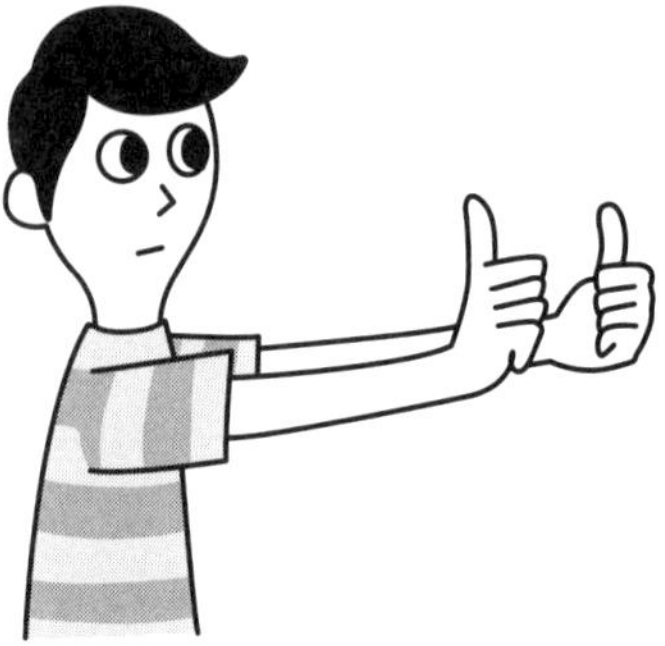
両腕を伸ばして、
親指を立てます

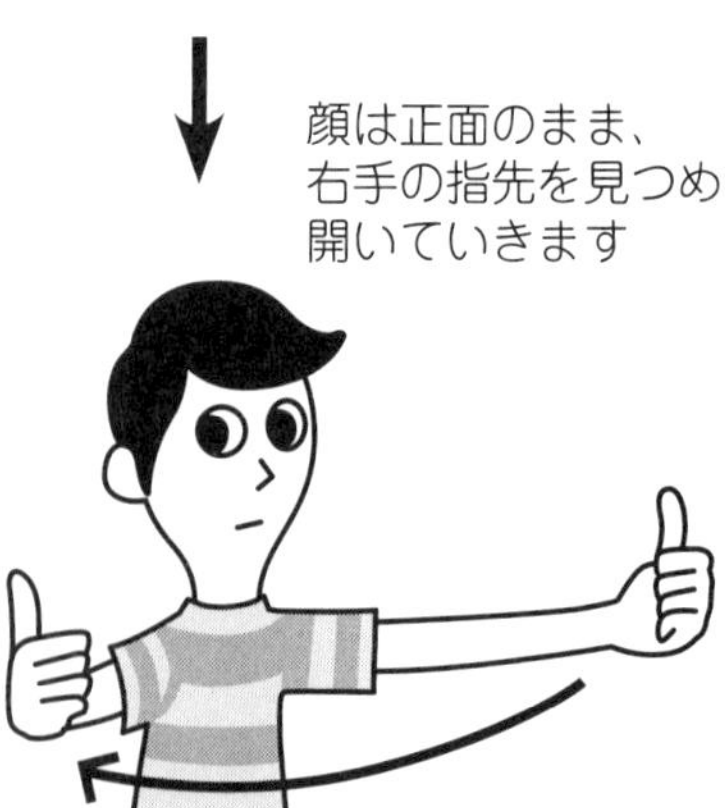
顔は正面のまま、
右手の指先を見つめ
開いていきます

▽広い視野をつくる　*Exercise*

顔の前で両腕を伸ばし、親指を立て、今度は両腕同時に広げていきます。親指が視界に入るギリギリのところまで腕を広げ、最大限に広い視野をつくります。このときも、顔は正面を向いたままにしましょう。

職場で腕を伸ばすエクササイズをしにくい場合は、手を使わず、目だけで遠くを見たり、近くを見たりするだけでも効果があります。仕事の途中でも1時間に一度など、タイミングを決めて視野を広げることで、眼の疲労、そして脳の疲労を防ぐことができます。

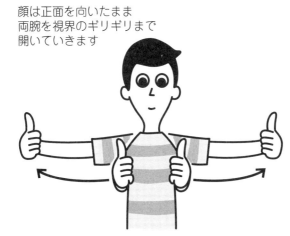

顔は正面を向いたまま
両腕を視界のギリギリまで
開いていきます

▽アイマスクをつける　*Exercise*

エクササイズではありませんが、仕事の合間に**アイマスクをつけ、一度光を遮断するのもおすすめ**です。

パソコンを使った仕事の休憩時間にスマートフォンを見るという人がいますが、それでは目が休まる時間がありません。目から入ってくる情報が多くなりすぎると、まぶしさを強く感じたり、目の焦点が合いづらくなったりと視覚異常の症状が出ることがあります。アイマスクをして目と頭を休ませるようにしましょう。

次に、目のエクササイズとは別に、ぜひやってほしいのが頭の緊張をほぐすエクササイズです。首こりや肩こりに悩む人にもおすすめです。

▽すっきり頭体操　*Exercise*

座った状態で両手の指を組んで後頭部に当て、ひじを広げます。わきを締めるようにひじを内側に入れながら軽く負荷をかけ、首の後ろをグーッと伸ばします。

このとき、息を鼻で吐きながら行いましょう。その後、ひじを広げて元の姿勢に戻しながら、鼻で息を吸います。これを数回繰り返しましょう。

わきを締めるように
ひじを内側に入れながら
首の後ろをグーッと
伸ばします

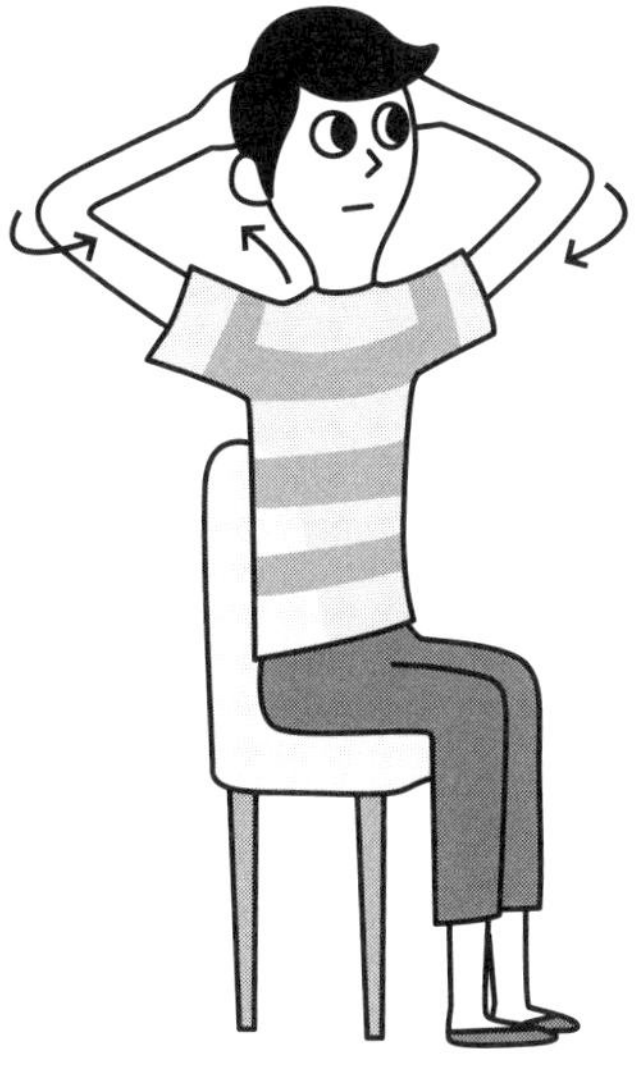

スマートフォンやパソコンの画面を見るとき、人は首の後ろに力を入れ、呼吸を無意識に止めてしまいがちです。そのため、この呼吸法が大切になります。息を吐くときは横隔膜が下がった状態になるため、首の後ろが伸びやすくなります。必ず、**ひじを閉じながら息を吐き、開きながら息を吸う**ようにしましょう。

また、鼻で呼吸することは、頭の熱を下げることにもつながります。鼻から吸った空気は、鼻の穴からのどへと続く鼻腔を通って肺へと送られます。鼻腔は大脳の近くにあるため、鼻から空気を吸い込むことがクーラーのような冷却装置としてはたらき、頭の中にこもった熱を外に放出しやすくするのです。

最近、無意識に口呼吸になっている人も増えていますが、頭部内熱を下げるという意味でも、鼻呼吸を意識するようにしたほうがよいでしょう。

首こりや肩こり、そして最近よく聞くストレートネックは、不眠や頭痛、めまい、吐き気、耳鳴りなどさまざまな症状を引き起こす可能性のあるものです。このエクササイズを気づいたときに行って、少しずつ改善してください。

【寝る前5分のねじれ改善エクササイズ】

次に、寝る前にふとんの上でできるエクササイズをご紹介します。呼吸を意識することで、緊張をゆるめていきましょう。

▽仰向け呼吸法 Exercise

大きめのバスタオルを四つ折りにし、端からゆるく巻いたものを用意します。まず試しに**仰向けに寝て、鼻から吸って鼻から吐く呼吸をしてみてください。その後、みぞおちにある横隔膜の裏側に巻いたタオルを入れます。タオルを入れなかったときと比べ、お腹がふくらむのがよくわかると思います。**

そのまま3分から5分、鼻呼吸を繰り返します。お腹にしっかりと呼吸を入れるようにしてください。

頭に疲労がたまっている人は、姿勢が悪くなり、横隔膜が下がりがちです。そうすると、無意識に呼吸不足になってしまうため、ここで意識して呼吸を行います。鼻呼吸をすることで、先ほども述べましたが頭の熱も放出されやすくなります。

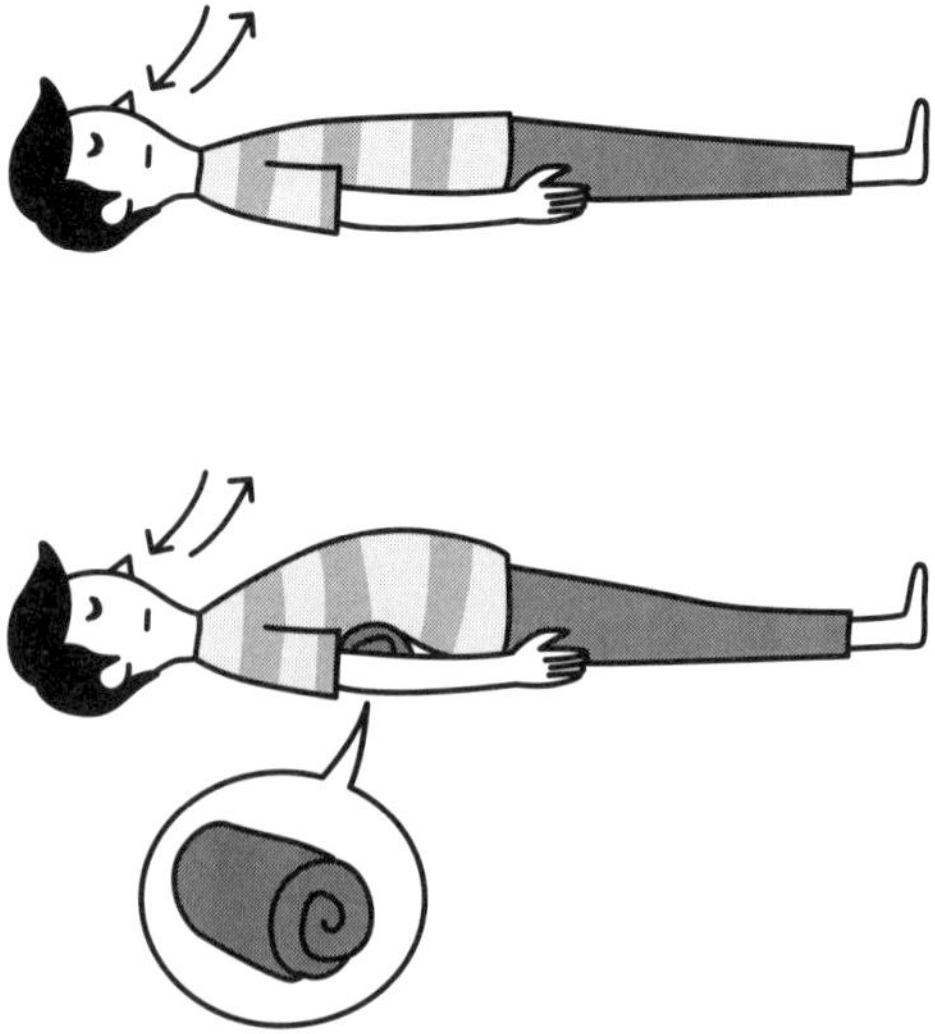
お腹がふくらむのを意識して、
鼻で呼吸します

ここで注意してほしいのが、**タオルを下に入れたまま眠らないように**ということです。このまま寝てしまうと、翌朝起きたときにからだが痛くなってしまいます。**気持ちがよくても、5分以上は行わないほうがいいでしょう。**また、タオルをきつく巻きすぎると高さが出て苦しくなってしまいますので様子を見て調整してください。

▽ねじれ解消エクササイズ　*Exercise*

たいていの人は、からだの力の使い方が左右どちらかにかたよっています。そのため、からだに「ねじれ」があるのです。そのねじれを解消するエクササイズを行っていきましょう。

まずは自分のからだがどちらにねじれているかをチェックします。

仰向けに寝て、肩を浮かさずに顔を左右に動かしてみましょう。すると、どちらがむきやすく、どちらかがむきにくいということがわかると思います。

次にひざを曲げて、両ひざを左側と右側にゆっくり倒してみましょう。その際、左右どちらの腰がより浮いてしまうかをチェックします。

首と腰、それぞれ動かしやすいほうに負担が大きくかかっているということになります。たとえば、首は右が動かしやすく、腰は左が倒しやすい場合、その方向にからだがねじれています。逆の動きを意識して行うことでねじれが解消していきます。

また、首も腰も、どちらも同じ方向に動かしやすいという場合は、ねじれてはいないけれど、からだの使い方がかたよっているということになりますので、同様のエクササイズを行ってください。

仰向けでひざを立てた状態から、首が向きにくいほうに顔を向け、腰が浮いてしまうほうに足を倒します。ゆっくりと元に戻し、それを10～20回繰り返しましょう。

できる人は、寝る前だけでなく、朝起きたときにも行ってください。毎日少しずつやることで、からだのかたよりも改善していきます。

首が向きにくいほうに顔を向け、
腰が浮いてしまうほうに
足を倒します

10～20回繰り返します

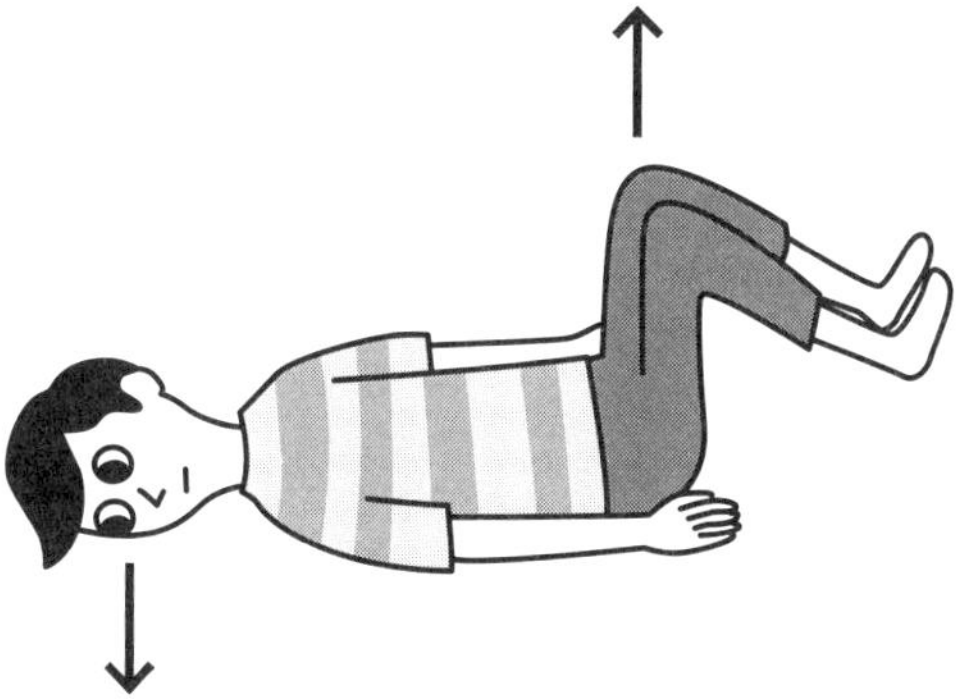

第五章
「不眠」にならない生活習慣

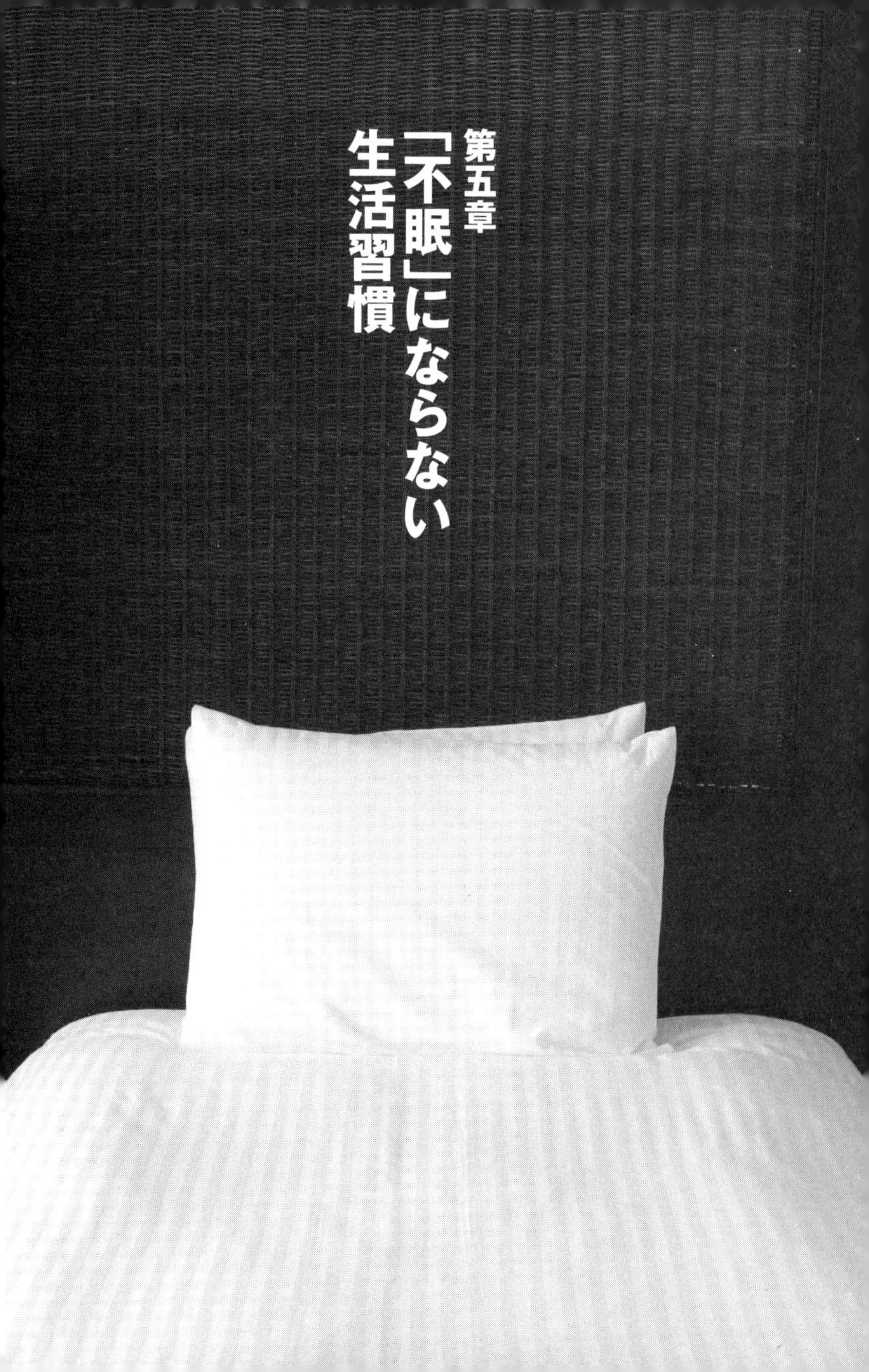

朝の起き方で夜の睡眠が変わる

【体内リズムを整えて不眠を改善】

睡眠において大切なのは、眠った時間ではなく「質」です。

寝付きが悪い人、寝ても疲れがとれない人、朝早く目が覚めてしまう人は、四章でご紹介した頭を冷やすはちまきや不眠を改善するエクササイズを実践してみてください。

それに加え、日頃から心がけてほしい生活習慣についてもこの章で触れておきたいと思います。頭部内熱を下げやすくする習慣、自律神経に負担をかけない習慣を身につければ、不眠も改善していきます。

昔の人間は、日が昇れば起き、日が落ちれば眠るという生活を送っていました。それが動物としての自然のリズムです。

睡眠は、レム睡眠とノンレム睡眠に分けられますが、朝日とともに自然に目が覚める場合、眠りが浅く、脳が活動しているレム睡眠のときに起きるということになります。

反対に、ノンレム睡眠のときは眠りが深く、脳が休んでいる状態です。90分周期でレム睡眠とノンレム睡眠を繰り返す睡眠のサイクルは、大きな音の目覚まし時計で飛び起きるような生活だと狂ってしまうのです。大きな音に驚くと、心拍数も急に上がります。そのような生活は自律神経にもよくありません。

眠りの浅いレム睡眠のときに、朝日を浴びて起きるのが理想ですが、現代人の多くは起床時間や部屋のつくりなどでそれが難しいでしょう。その場合、次のようなことを心がけてほしいと思います。

・起きたらすぐに太陽の光を浴びる

人間には体内時計がありますが、24時間ぴったりではありません。少しずつずれてしまうため、その誤差を調整する必要があります。朝日には、体内時計をリセットするはたらきがあり、からだを目覚めさせることができるのです。目が覚めたらまずカーテンを開け、光を見るようにしましょう。

・音が大きすぎない目覚まし時計を使う

驚いて飛び起きてしまうような音の目覚まし時計は、自律神経に負担をかけてしまいます。穏やかな音のものや、徐々に音量が大きくなるものがおすすめです。

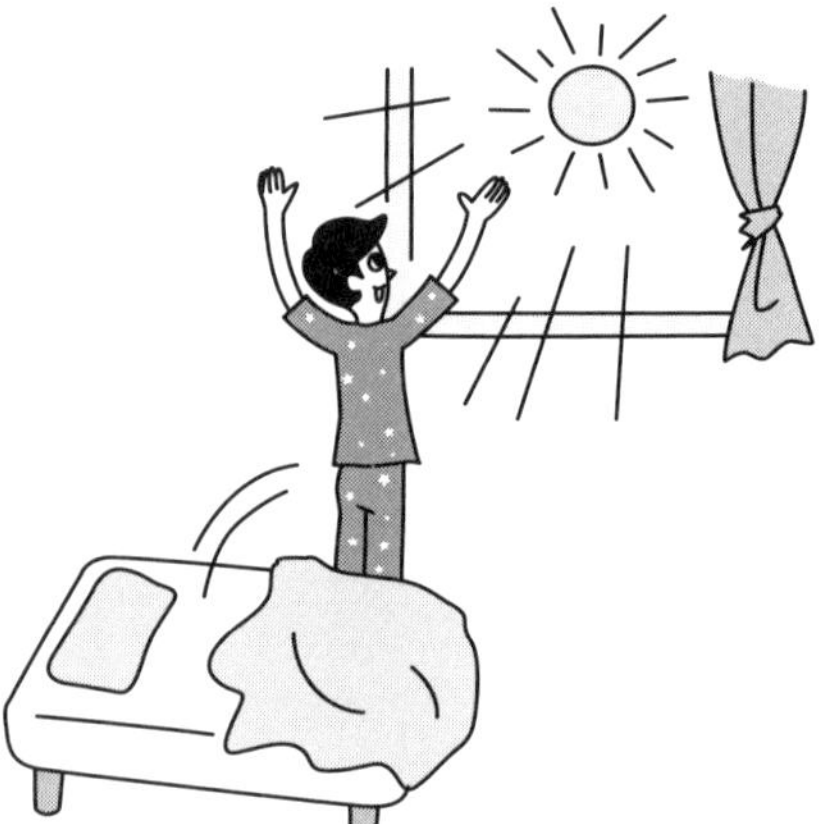

・毎日同じ時間に起きる

夜間の仕事などで、夜に眠れないという人もいると思います。そのような場合でも、睡眠時間をできるだけ一定にすることが大切です。睡眠時間が決まってくると、食事や入浴などの生活サイクルも自ずと決まってくるでしょう。

よく、休日に寝溜めするという人がいますが、生活サイクルが狂ってしまうのでよくありません。長く寝たい場合は、起きる時間は変えずに、寝る時間を少し早くするほうがよいでしょう。

睡眠時間を一定にすることは、頭部内熱を下げたり、自律神経を整えたりするために大切なことです。

睡眠のほかに運動や食事などの生活習慣も見直してみましょう。食事時間を一定にし、朝食を必ず食べること、適度な運動をすることなどです。とはいえ、「絶対に19時までに夕食を摂らなくては」とか「睡眠時間は7時間きっちりにする」というように、こだわりすぎてしまうと逆にストレスがたまってしまいます。ストレスを感じないこと、「適度」であることが大切です。

日中はエネルギーを上手に燃焼させよう

【運動習慣を身につけて不眠を改善】

不眠の人は、体調不良などで日常生活に支障が出ている場合もあり、運動をするこころのゆとりがないということも多いでしょう。繰り返し述べているように、現代人はからだの疲労より、頭の疲労のほうが強い傾向にあります。

からだの疲労と頭の疲労のバランスをとるためには、からだを適度に疲労させることが大切です。適度な運動をすることで、エネルギーが頭にかたよっている状態が改善され、不眠が改善しやすくなるでしょう。

ジョギングやサイクリング、水泳など、好きなスポーツがあればそれを楽しむのが一番です。ただ、激しすぎると自律神経の交感神経がはたらきすぎてしまい、副交感神経のはたらきを抑制してしまいます。適度に行うのがポイントです。

スポーツをする余裕がない場合は、日常生活の中でからだを動かすことを意識してみてください。**エレベーターではなく階段を使ったり、仕事の合間にストレッチをしたり、筋肉を動かすことでエネルギーのバランスも整っていきます。**

筆者も特別なスポーツはやっていませんが、毎日欠かさず行っているのが散歩です。目的を持たず、ただ歩くことで気持ちもリセットされるのでおすすめです。理想は1日30分ですが、15分でも構いません。ポイントとしては、考えごとをせず、散歩に集中するということです。通勤で歩いたり、買い物に行くために歩いたりするのはあまり意味がありません。

この「別のことを考えない」ということが、じつは難しいかもしれません。ついつい仕事のことを考えてしまうというような人は、「歩幅」や「腕のふり」など、歩くことそのものに意識を集中させてみましょう。

頭の緊張が強い人は、上半身に力が入っていることが多く、足が前に出づらいため歩幅が狭くなりがちです。普段の自分の歩幅から半歩大きくすることから始めてみてください。そのときに、腕を後ろに振ることを意識するといいでしょう。腕を振ると背筋が伸び、足も出やすくなります。

【昼寝でエネルギーチャージ】

睡眠そのものにもエネルギーが必要だという話をしましたが、エネルギーが足りない人は、**昼寝をしてエネルギーを蓄えたほうがよい**でしょう。

エネルギーが不足している人は睡眠の質も悪くなっているため、昼寝のせいで夜眠れなくなり、昼夜逆転してしまうとさらに不眠が強くなってしまいます。昼夜逆転しないためには、昼寝を15～20分くらいにし、15時までにするのが大切です。

それ以上長く寝たり、遅い時間に寝たりすると、体内時計を狂わせてしまいます。生活リズムに差し支えない範囲で昼寝をすれば、エネルギーが蓄えられるとともに自律神経もリセットされ、夕方もしっかり行動することができます。

【鼻呼吸を意識する】

日常で意識してほしいのは、口呼吸ではなく、鼻から吸って鼻で吐く鼻呼吸をするということです。スマートフォンやパソコンの画面に集中しているとき、口呼吸になってしまっている人が多くいます。その際の呼吸は無意識ですが、浅くなっているのです。

鼻から息を吸い込むときに空気が通る鼻腔は、脳に近く、鼻呼吸することで頭部内熱を下げることができます。鼻から吸い込んだ空気が、頭を通ってから

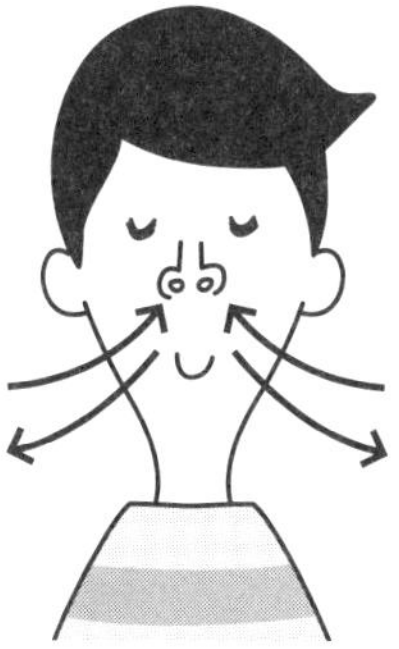

だ全体へ行き渡ることをイメージしながら、深い呼吸を心がけましょう。

ただ、慢性的に鼻が詰まっているなどで鼻呼吸ができない場合もあります。アレルギーによることもありますが、二章でご紹介したように、現代社会にあふれる化学的なにおいをかぎ続けることによって脳が情報過多に陥り、鼻にトラブルが起こっていることもあります。その際は、四章のエクササイズやこの章で紹介している生活習慣の見直しを行い、頭部内熱を下げることが大切です。

寝る前のルーティンで自然に眠る

【入浴は寝る1時間くらい前に】

二章でも触れましたが、**人間の深部温は昼頃に一番高くなり、夜になるにつれて下がっていきます。深部温が下がっていくときに眠りへと入っていくのです。**

入浴すると深部温が上がりますので、寝る直前にはおすすめできません。寝る1〜2時間前に入るようにしましょう。熱すぎる風呂はからだを目覚めさせてしまいますので、38度〜40度くらいのぬるめのお湯が適温です。適温に入浴して深部温を少し上げ、そこから下がっていく過程で眠りにつくのが一番スムーズでしょう。

【お酒は適量ならOK】

「酒は百薬の長」という言葉もあるように、お酒は適量であればリラックス効果が得られます。家族や友人と会話を楽しみながら飲んだり、好きな音楽を聴いたり読書をしたりしながら飲んだりする時間は、ストレス解消になるとも言えるでしょう。

厚生労働省が**「節度ある適度な飲酒」**ということで設定している量は、1日あたりアルコール20gです。主な酒類には、目安として次のようなアルコール量がふくまれています。

- **ビール**（中瓶1本 500㎖）……………… **20g**
- **清酒**（1合 180㎖）……………… **22g**
- **ウィスキー・ブランデー**（ダブル 60㎖）……… **20g**
- **焼酎**（35度、1合 180㎖）……………… **50g**

・ワイン（１杯 １２０㎖）……………………………12g

晩酌のときなどに適量を楽しむようにしましょう。ただ、限度を超えた飲酒、とくに寝る直前に飲む寝酒はおすすめできません。寝酒をすると、睡眠の質が悪くなり、夜中に目が覚めてしまったり、寝ても疲れがとれなかったりということが起こります。

【自分なりのリラックス法を見つける】

寝る直前、ベッドにまでスマートフォンを持ち込んで情報を目に入れている人がいますが、睡眠の質が悪くなるためよくありません。寝る前はリラックスできる自分なりの方法を見つけておきましょう。

よく言われるのが**音や香り**です。

モーツァルトの音楽や、川のせせらぎなどの自然音が眠りを誘う音として知られています。自分が心地いいと感じる音を小さな音で流すのもおすすめです。

一方で、音楽以前の問題として、家族のいびき、寝ている途中で鳴るスマートフォンの通知音、騒音などの眠りを阻害する音がないことのほうが重要です。まずはそれらの要素を解消しましょう。

よい香りには、自律神経の副交感神経を優位にするはたらきがあります。ラベンダーやカモミールには鎮静作用やリラックス効果があると言われていますので、アロマオイルなどを焚いてみるのもいいでしょう。

パジャマに着替える、電気を少し暗くする、アロマを焚く、本を読むなど、寝る前の行動を一定にしておくのもおすすめです。「入眠儀式」ともいうべきルーティンが決まっていると、自然と眠りに入っていくことができます。こちらも、「やらなければ」と縛られてしまうのはよくありませんので、無理なくできるものにしましょう。

【寝具は自分に合ったものを見つける】

「評判のいい枕を買ったけれど、いまいち寝心地がよくない」など、理想の枕を求めて、枕難民のようになってしまっている人がいます。どのような枕がよいかは、人それぞれのため、一概にこれと言うことはできません。しかし、枕が合わないと、からだの痛みや全身倦怠、手足のしびれなどのからだの症状のほか、自律神経失調症やうつなどのこころの症状にもつながります。選ぶときのポイントをご紹介しましょう。

首の後ろにフィットするような枕がよく売られていますが、呼吸がしにくくなってしまうのでおすすめできません。呼吸運動のための空間が必要なので、平らな枕がよいでしょう。

そのうえで、もっとも大切なのは鼻呼吸できる枕です。**起きているときは鼻呼吸を意識していても、眠っているときは口呼吸になってしまうという人も多くいます。**

自分にぴったり合った高さの枕を選ぶことは簡単ではありませんが、寝ているときに鼻呼吸できることを基準に探してみてください。

枕以外の寝具についても人それぞれ適したものは違いますが、からだの緊張が強くなっている人は、固めの敷ぶとんがよいでしょう。やわらかいものだとからだが沈み、からだをゆるめることができなくなってしまいます。

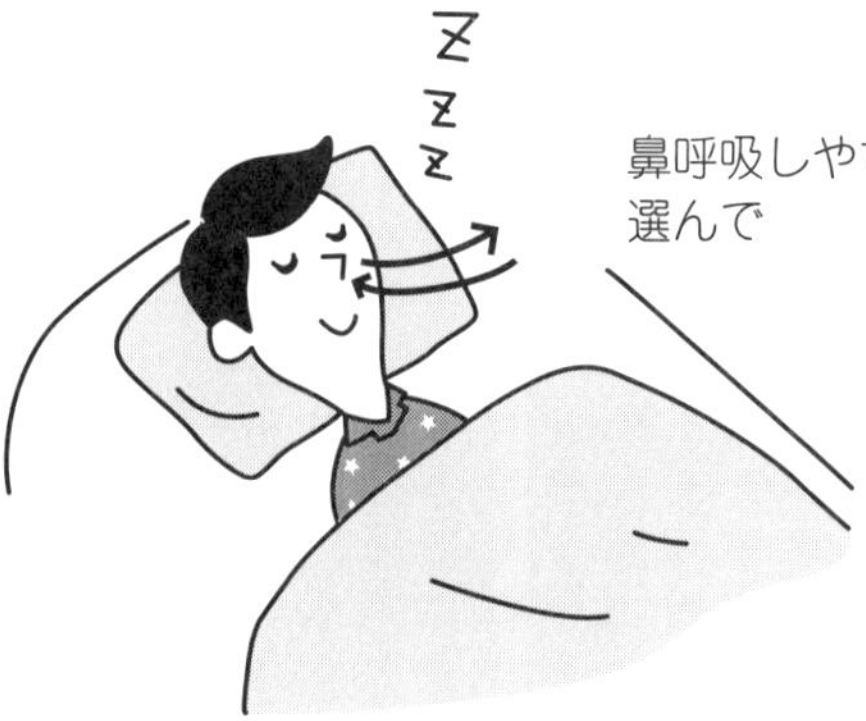

【寝間着と部屋着は一緒にしない】

寝るときの服装は、部屋着と一緒にせず、パジャマを着るのがおすすめです。着替えることで睡眠モードへ切り替えることができます。人は、寝ている間にたくさん汗をかきますので、汗が蒸発しやすい綿などの素材がいいでしょう。寝ている間にからだを動かして疲労を解消させるため、からだを締め付けないものが理想です。

冷え性などで、靴下を履いて寝る人がいますが、これはおすすめできません。人は、手足から熱を放出することで深部温を下げ、深い睡眠へと入っていきます。靴下を履いていると、眠りが浅くなってしまうのです。冷えが気になる人は、寝る前に足湯をしたり、レッグウォーマーで足首を温めるのがいいでしょう。

【夜になったら照明を暗くする】

起きてすぐに朝日を浴びることで、体内時計がリセットされると述べましたが、夜は照明を暗くすることで、体内時計をはたらかせることができます。明るい照明で寝ると、睡眠を促すメラトニンというホルモンが分泌されにくくなり、睡眠の質が下がります。

寝るときは真っ暗にするか、足元に間接照明を使いましょう。目に光を当てないように気をつけます。また、寝る前にスマートフォンを見ることは、体内時計に悪影響を与えますので避けましょう。

【寝るときの冷房はつけっぱなしに】

高温多湿の夏は、寝るときもエアコンを上手に利用しましょう。タイマーを使う人もいますが、そうすると途中で気温が上がり、目が覚めてしまいます。温度は27度程度に設定し、朝までつけっぱなしにしましょう。

注意してほしいのは、エアコンの風を直接からだに当てないことです。風が当たると、目が覚めたときにからだがだるくなったり、のどが痛くなったりしてしまいます。

冬も適温を保つことは大切ですが、暖房の使いすぎに注意しましょう。つけっぱなしにして寝ると、深部温が下がらず、睡眠の質が下がってしまいます。余計に頭部内熱がこもってしまいますので注意してください。

【眠れないときはふとんから出る】

不眠の人は、ふとんに入ってから「寝よう、寝よう……」と頭で強く考え、興奮状態になってしまいます。するといつの間にか「眠れない、眠れない……」となり、よけいに頭が冴えるというように、悪循環に陥ってしまうのです。また、「7

時間は絶対に寝なければ」など、睡眠時間へのこだわりが強く、眠くなくても時間になるとふとんに入る人もいます。

ふとんに入ってもなかなか眠れないときは、思い切ってふとんから出てしまうのをおすすめします。「寝なければ」という思いを一度忘れ、本を読んだり、好きなテレビを見たり、温かい飲み物を飲んだりして眠くなるのを待ちましょう。ふとんの中でスマートフォンをいじったり、ゲームをしたりするのはおすすめできません。

大切なのは、「眠れない！」とイライラしたり、焦ったりしないことです。イライラや焦りは自律神経の交感神経を優位にし、ますます眠れなくなってしまいます。「眠くなるまで起きている」「眠くなったらふとんに入る」という単純な気持ちで、ゆったりと構えましょう。

【オンオフを切り替える】

眠れないことで困るのは、からだの疲労感や集中力の低下など、さまざまな症状が現れることです。「眠らなければ」と強く思うのは逆効果になってしまうことも多いので、オンとオフの切り替えを意識してください。

休日は仕事のことを忘れて趣味を楽しんだり、家族や友人と出かけたり。自律神経の交感神経が優位にはたらく仕事中と、副交感神経が優位にはたらく休息時の区別をしっかりつけてほしいと思います。休日も仕事を家に持ち帰ってやっているようだと、オンとオフの切り替えができず、自律神経の乱れにつながります。

不眠が続くと、思考まで影響を受け、何事もネガティブに捉えてしまう傾向があります。それも自律神経失調症の症状です。「ポジティブに考えよう」と言って急にできるものではありませんが、自分なりの気持ちの切り替え法や、ストレス解消法を見つけておくことが大切です。

いろいろと上手に眠るための方法をご紹介しましたが、大切なのは、「眠り」は心身の緊張をゆるめ解放するためのものであるということです。「眠らなければ」と焦るのは一番よくありません。リラックスした状態で眠るように心がけましょう。

ゆっくりと腹式の深呼吸をして、全身の力を抜くとか、手足をブラブラさせてみるとか、あるいは好きな香りを枕元に置くとか、やさしい音楽をかけるとか、いろいろと試してみると、自分に合ったリラックス法が見つかるはずです。

外山 仁（とやま・じん）

鍼灸師・柔道整復師・整体師
整体治療をメインとしたTH東洋総合治療センター代表。
セラピスト養成塾　自律神経セラピスト養成アカデミー（JSA）代表。

大学卒業後、一般企業に入職するが家業の治療業に転身。施術歴21年で、約20万人以上の施術経験を持つ。
11年前、原因不明の皮膚疾患に悩まされ、数多くのクリニックを転々とするも改善せず、自身の健康と疾患の原因を追求した末、病気を克服。その時の経験を生かし、脳と体幹をコントロールする独自の整体法と、根本原因を判別する理論的体系化された分析法を確立する。

現在、臨床現場に立ちながら、全国のセラピストから支持を受け、自律神経セラピスト養成アカデミーを主宰。技術指導を行いながら後進の指導にあたっている。

執筆協力／明道聡子
装丁／冨澤 崇（EBranch）
イラスト／門川洋子
編集・本文design＆DTP ／小田実紀
校正協力／島貫順子・井谷由洋

なぜ、眠れないんだ！ アタマの「こもり熱」が自律神経を狂わせる

初版１刷発行 ● 2020年７月20日
４刷発行 ● 2020年12月3日

著者

外山《とやま》 仁《じん》

発行者

小田 実紀

発行所

株式会社Clover出版
〒162-0843 東京都新宿区市谷田町3-6 THE GATE ICHIGAYA 10階 Tel.03(6279)1912 Fax.03(6279)1913
http://cloverpub.jp
印刷所

日経印刷株式会社

ISBN978-4-908033-81-0 C0047